La Enfermedad de Parkinson en Tiempos de Pandemia

Juan Moisés de la Serna
Mª Esther Gómez Rubio
Marcos Altable Pérez

Editorial Tektime

2020

"La Enfermedad de Parkinson en Tiempos de Pandemia"

Escrito por Juan Moisés de la Serna; Mª Esther Gómez Rubio y Marcos Altable Pérez

1ª edición: julio 2020

© Juan Moisés de la Serna, 2020

© Ediciones Tektime, 2020

Todos los derechos reservados

Distribuido por Tektime

https://www.traduzionelibri.it

Para referenciar:

De la Serna, J.M.; Gómez Rubio, M.E. y Altable Pérez, M. (2020). La Enfermedad de Parkinson en Tiempos de Pandemia. Montefranco, Italia. Editorial Tektime.

Declaración:

Los autores están conformes con los contenidos incluidos en el manuscrito, manifestando que no existen conflictos de intereses

Aviso Legal

No se permite la reproducción total o parcial de este libro, ni su incorporación a un sistema informático, ni su transmisión en cualquier forma o por cualquier medio, sea éste electrónico, mecánico, por fotocopia, por grabación u otros medios, sin el permiso previo y por escrito del editor.

La infracción de los derechos mencionados puede ser constitutiva de delito contra la propiedad intelectual (Art. 270 y siguientes del Código Penal).

Diríjase a CEDRO (Centro Español de Derechos Reprográficos) si necesita fotocopiar o escanear algún fragmento de esta obra.

Puede contactar con CEDRO a través de la web www.conlicencia.com o por el teléfono en el 91 702 19 70 / 93 272 04 47.

Prólogo

La enfermedad de Parkinson ha sido ampliamente estudiada a pesar de ello a diario se están produciendo avances en cuanto al diagnóstico y tratamiento se refiere, de ahí la importancia de estar informado, tanto por parte del personal sanitario, como de pacientes y sus familiares.

A continuación, se presenta un texto accesible donde se plantean los aspectos más relevantes de esta enfermedad desde una perspectiva actualizada, tanto que incluso se lleva a abordar la pandemia actual y su implicación en dicha enfermedad.

El texto cuenta con el excepcional testimonio de la Dra. Mª Esther Gómez Rubio, Psicóloga Clínica y Neuropsicóloga, Facultativo Especialista de Área del Hospital Nacional de Parapléjicos (SESCAM) quien nos comparte su experiencia de primera mano con la enfermedad de Parkinson.

Igualmente, cuenta con la valiosa contribución del Dr. Marcos Altable Pérez, Neurólogo y fundador de Neuroceuta en Ceuta quien comenta sobre la sintomatología no motora y los aspectos neuropsiquiátricos de la enfermedad de Parkinson, así como sus implicaciones en esta pandemia.

Sobre los autores:

Dra. Mª Esther Gómez Rubio, Psicóloga Especialista en Psicología Clínica, Licenciada en Filosofía y Ciencias de la Educación (sección Filosofía), Máster en Neuropsicología Cognitiva, Máster en Psicopatología y Salud, Máster en Modificación de Conducta, Facultativo Especialista de Área del Hospital Nacional de Parapléjicos (S.E.S.C.A.M.).

Licenciada en Filosofía en U.C.M., Psicóloga especialista en Psicología Clínica U.N.E.D., P.I.R. Hospital de la Princesa (Madrid), Máster Psicopatología y Salud U.N.E.D., Máster Modificación de Conducta U.N.E.D., Máster Neuropsicología Cognitiva U.C.M. y F.E.A. S.E.S.C.A.M. personal adjunto del Hospital Nacional de Parapléjicos.

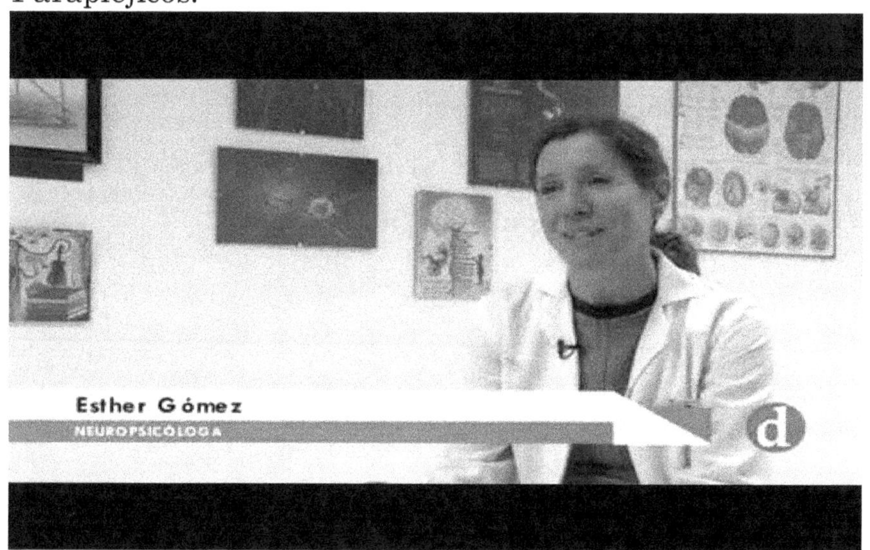

https://youtu.be/CDDDsNGV0Eg

Dr. Marcos Altable Pérez, licenciado en Medicina, especialista en Neurología, Máster en Neurología Pediátrica y Neurodesarrollo, y Máster en Neuropsicología.

Con múltiples publicaciones en diversos espacios (revistas científicas y congresos nacionales e internacionales, periódicos, páginas web, capítulos de libros, etc.) compaginando el ejercicio clínico en Ceuta, con el continuo estudio y actualización en la Neurología, Neuropediatría y Neuropsicología.

Dr. Juan Moisés de la Serna, Doctor en Psicología, Máster en Neurociencias y Biología del Comportamiento, y Especialista en Hipnosis Clínica, director de postgrados en TECH Universidad Tecnológica y en Universidad Europea Miguel de Cervantes; docente postgrado y director de T.F.M. en la Universidad Internacional de la Rioja y en la Universidad Internacional de Valencia.

Agradecimientos

Desde aquí mi agradecimiento a todas las personas que han compartido con sus conocimientos especializado sobre la enfermedad de Parkinson, especialmente a Dª. Marian Carvajal Paje y a Dª. María Caridad Marín Valero de la Federación Española de Párkinson e igualmente a la Dra. Mabel Velandia Ramos Audióloga (Colombia); al Dr. Horacio Pérez-Sánchez investigador principal del grupo de investigación "Bioinformatics and High Performance Computing" (España), y al Dr. Cesar Rengifo, Médico Toxicólogo en el Servicio Médico de la Cooperativa de Servicios Múltiples (Venezuela).

Índice

Capítulo 1. Introducción a la enfermedad de Parkinson

Si nos fijamos en los resultados ofrecidos por Google, sobre las tendencias de búsqueda de la temática de la enfermedad de Parkinson, en sus distintas acepciones alrededor del mundo desde el 2004 hasta el 2020, se puede comprobar que el primer país más preocupado sobre ello son Puerto Rico, seguido de España, Países Bajos y Francia y Chile; en sexta posición Portugal, seguido de Italia, Canadá y Finlandia ocupando Estados Unidos la posición decimotercera de los sesenta y ocho países que componen el resultado de Google, siendo la última posición ocupada por Vietnam.

Hay que indicar que esto no refleja el número de casos de pacientes con este tipo de enfermedad en función del país, si no las veces que este término ha sido buscado, esto es, puede haber un país en donde se da poca incidencia de la enfermedad de Parkinson, pero la población está muy sensibilizada, con lo que tendrá muchas búsquedas en Google al respecto.

O al revés, una población en donde existe una alta incidencia de la enfermedad de Parkinson y en cambio exista una escasa conciencia de este problema, y casi no se produzcan búsqueda sobre ello.

A resaltar que entre los quince primeros puestos de países que buscan este término, nueve provienen del continente europeo.

Igualmente hay que señalar que de forma global se ha producido una caída del uso de dicho término con los años, quedando en el 2009 por debajo del 25% de las búsquedas que se realizaban en el 2004, situación que se mantuvo hasta 2014 en donde se produce un cambio de tendencia, ahora creciente hasta nuestros días.

Un hito dentro de la búsqueda de Google con respecto a la enfermedad de Parkinson se produjo el 15 de agosto del 2014, cuando la esposa de Robin Williams confirmó que el actor tenía la enfermedad de Parkinson, una noticia que impactó tanto que la gente se puso a buscar qué era eso de la enfermedad de Parkinson, y a partir de entonces se observó una ligera recuperación en este término de búsqueda.

A pesar de lo anterior esto no informa sobre el número de afectados, sino del interés mostrado por los usuarios de Google sobre la enfermedad de Parkinson, luego quedaría conocer en qué medida ha ido avanzando dicha enfermedad.

"Parece ser que el número de casos diagnosticados de párkinson ha aumentado en los últimos años.

Las razones las encontramos principalmente en el envejecimiento de la población y en una mayor precisión en los diagnósticos que cada vez se realizan mucho antes y en personas más jóvenes, tanto que un 15% de los 10.000 diagnósticos anuales se produce ya en menores de 45 años.

Al mismo tiempo, la esperanza de vida ha aumentado en personas con esta patología, por lo que realmente se puede asegurar que la esperanza de vida de estas personas es similar a la de personas sin la enfermedad". Marian Carvajal Paje, F.E.P.

Antes de entrar a abordar la definición sobre la enfermedad de Parkinson hay que tener unas nociones básicas de las bases neuronales, así es importante conocer que el encéfalo se divide en tronco encefálico, el cerebelo, el diencéfalo y el cerebro.

- El tronco encefálico consta a su vez de tres partes, bulbo raquídeo (donde se regulan funciones como la respiratoria, el diámetro vascular y los latidos cardíacos; además del hipo, la tos o el vómito); protuberancia (participa en la regulación de la respiración); y mesencéfalo (contiene la sustancia negra, y participa de la regulación de la actividad muscular).

- El cerebelo, es el encargado de la coordinación motora fina y gruesa, además de participar en la postura, el equilibrio y el tono muscular.

- El diencéfalo, se divide en tálamo (encargado de la integración de información, la conciencia, el aprendizaje, el control emocional y la memoria) e hipotálamo (regula el comportamiento y las emociones, la temperatura corporal, la sed y el hambre, los ciclos circadianos y estados de conciencia, la secreción hormonal de la hipófisis y la regulación del sistema nervioso autónomo).

- El cerebro, donde se desarrollan las funciones cognitivas, decisiones conscientes, aprendizajes relacionales, o el lenguaje entre otras muchas.

Hay que aclarar que hay dos tipos de comunicación que se pueden llevar a cabo a nivel neuronal, la eléctrica y la química. La primera se realiza mediante impulsos eléctricos que se originan en las dendritas y en el soma y se conducen por el axón hasta los botones terminales mediante la desporalización de la membrana neuronal; mientras que la química se lleva a cabo mediante sustancias denominadas neurohormonas que actúan como mediadoras en la transmisión de información a otras neuronas y células del organismo.

El proceso se inicia dentro de la neurona, la cual transmite información mediante desporalizaciones propagadas, generadoras de potenciales de acción, con cambios de potencial en los canales de calcio y potasio, hasta llegar a la hendidura sináptica, donde se liberan las vesículas que contienen neurohormonas (primer mensajero químico o neurotransmisor), que atravesarán el espacio interneuronal hasta llegar a los receptores de la neurona diana, la cual puede afectar en la superficie de la membrana celular (hormonas proteicas, peptídicas y catecolaminas) o dentro de la célula, en el citoplasma o en el núcleo (hormonas esteroides y tiroideas).

Los neurotransmisores se pueden clasificar en grupos de amina (norepinefrina, epinefrina, dopamina, 5HT); aminoácidos (glutamato, GABA); purinas (ATP, adenosina); gases (óxido nítrico); péptidos (endorfinas, taquicininas); y acetilcolina.

En concreto la dopamina tiene una función inhibitoria, participando del estado de alerta, además suele estar asociada a la consecución del placer y el deseo sexual, activando el sistema nervioso simpático, necesario para los nuevos aprendizajes, basados en el deseo por conseguir el refuerzo.

Generado en el Locus Níger, en la parte ventral del tegmento mesencefálico, llega hasta el núcleo accumbens, la amígdala, el área septal lateral, el núcleo olfatorio anterior, el tubérculo olfatorio y el neocórtex.

"La enfermedad de parkinson es un trastorno neurodegenerativo que afecta al sistema nervioso, produciéndose una progresiva degeneración de las neuronas ubicadas en la sustancia negra y que son las encargadas de producir dopamina.

La dopamina es la sustancia fundamental para que el movimiento del cuerpo se realice correctamente." Marian Carvajal Paje, F.E.P.

Altos niveles de dopamina mejoran la motivación, el buen humor y el deseo sexual. Su inhibición por su parte produce desmotivación, indecisión, bajada de la libido e incluso depresión. Por tanto la enfermedad de Parkinson va a producir una serie de cambios a nivel neuronal tal y como se muestra en una investigación realizada desde la Universidad de Módena conjuntamente con la Universidad Reggio Emilia (Italia) [1].

En el estudio participaron 40 personas, 24 pacientes con la enfermedad de Parkinson diagnosticados desde hace 5 años, con una edad media de 60 años, y 15 personas de su misma edad sin la enfermedad. A todos se les pasó por un registro con resonancia magnética funcional donde se escaneaba el cerebro en busca de diferencias morfológicas significativas de los cerebros de los pacientes con la enfermedad de Parkinson frente a los sujetos control.

Los autores encontraron diferencias en cuanto al volumen de la sustancia gris del cerebro especialmente reducida en los pacientes con la enfermedad de Parkinson en la corteza parietal derecha y en la estructura interna del cerebro, en el putamen, responsable de la vía motora y encargada de ejecutar los movimientos aprendidos.

Dos años después se volvió a realizar el mismo estudio con los mismos participantes para ver cómo habían cambiado sus cerebros, aumentando ahora la edad media a 62 años, encontrándose además diferencias significativas en el núcleo pediluvio y en el núcleo pedunculopontino y la región motora del mesencéfalo. Según los autores, es importante descubrir cómo el avance de la enfermedad de Parkinson va afectando a nuevas áreas ya que permite conocer también cómo tratarlo. Hay que indicar, tal y como se verá más adelante, que el padecer la enfermedad de Parkinson va a estar asociado en un alto porcentaje a sufrir trastornos del estado de ánimo.

"Los trastornos del estado de ánimo suelen producirse como resultado de las alteraciones cerebrales que afectan a los ganglios basales, lóbulos frontales y algunos agentes químicos cerebrales como la dopamina, la serotonina y la noradrenalina." María Caridad Marín, F.E.P.

Síntomas y Signos de la enfermedad de Parkinson

Es importante conocer que desde el ámbito clínico se lleva a cabo una distinción entre síntomas y signos, a la hora de describir lo que le pasa a la persona:

- Hablamos de signos para referirnos a un dato objetivo que recoge directamente el médico, sobre el estado de salud del individuo, como, por ejemplo, un número reducido de leucocitos en sangre, como resultado de una analítica; alteración en las ondas P según el electrocardiograma; o la presencia de placas "seniles" y neurofibrillas evidenciadas por una T.A.C. (Tomografía Axial Computarizada).

Luego los signos son evidencias indirectas que han de ser interpretadas por el médico sobre los distintos índices que muestra el organismo.

- Los síntomas, por su parte, son la expresión subjetiva de un paciente, sobre un mal funcionamiento de su organismo.

Equivaldría a las quejas o dolencias manifestadas por el paciente sobre su enfermedad; así como la intensidad percibida de molestias o dolores, y suele ser lo primero que evalúa un médico cuando se entra a consulta y pregunta, ¿Qué le pasa?, ¿Qué le ha traído a aquí?

Una vez recogidas las impresiones, el médico suele ahondar en dichos síntomas, con preguntas como, ¿Desde hace cuánto que le pasa?, ¿Estas molestias las definiría como dolorosas o incapacitantes?

A la hora de completar el historial, para establecer si la persona padece un cuadro clínico, el valor de los signos es determinante, frente al de los síntomas, los cuales se tienen en cuenta como indicios a explorar, sin valor diagnóstico por sí mismos.

Hay, además, que realizar una nueva distinción entre los síntomas positivos y los negativos, no se trata de valorarlos como "buenos" o "malos", ya que cualquiera de ellos es indicativo de que hay un problema de salud y por tanto son todos valorados como "malos" al ser negativos para el normal desarrollo de la vida de la persona:

El síntoma positivo, se define como aquel que está presente cuando no se espera que aparezca en una persona sana de la misma edad, por ejemplo, en la enfermedad de Parkinson, un síntoma positivo sería la presencia de temblores, algo que no se presenta en una persona sin la enfermedad de Parkinson.

El síntoma negativo, por su parte, se define como la ausencia de una capacidad o habilidad que sí se encuentra en una persona sana de su misma edad, por ejemplo, un síntoma negativo puede ser la ausencia del habla, en el caso de una persona que ha sufrido un trastorno craneoencefálico a consecuencia de una caída y al consiguiente golpe en la cabeza, algo presente en una persona de su edad.

Es importante destacar que la distinción entre positivo o negativo se hace siempre en comparación con otros de su misma edad, ya que hay síntomas que pueden estar presentes o ausentes a determinadas edades y no en otras.

"La presencia de síntomas motores tales como temblor, lentitud de movimientos (bradicinesia), rigidez e inestabilidad postural pueden suponer que una persona padezca esta enfermedad.

No obstante, no todos los temblores son debidos al párkinson ni todos los síntomas tienen por qué darse en su conjunto.

Es necesaria una evaluación precisa por parte del neurólogo especialista para descartar otras posibles patologías que presentan síntomas similares.

De la misma manera, existe un marcador emocional que es la presencia de un trastorno de ánimo por depresión y que se da previo a la aparición de los síntomas motores.

De hecho, para muchas personas los síntomas no motores del párkinson (depresión, apatía, desmotivación, trastornos del sueño...) son en su conjunto más incapacitantes que los síntomas motores anteriormente citados." Marian Carvajal Paje, F.E.P.

Aunque cuando uno piensa en la enfermedad de Parkinson lo hace en sus síntomas principales asociados con el movimiento, no son los únicos, ni siquiera los que más influyen en la calidad de vida del paciente.

Sabiendo que entre el 40 y 80% de los pacientes con la enfermedad de Parkinson deben lidiar además con un problema añadido, el dolor, algo que va directamente en detrimento de su calidad de vida y de las relaciones sociales.

El dolor, cumple una función de aviso al cerebro de que algo no va bien, pero cuando este es crónico, debido a un trauma o enfermedad se convierte en una gran molestia, que afecta no sólo al normal desempeño sino también a su capacidad cognitiva.

El dolor puede cambiar el humor, e incluso "nublar la razón", eso unido a un fenómeno denominado de sensibilización, por lo que aquel que sufre un dolor crónico, lo vive mucho más intensamente cada día, "aguantando" cada vez menos su presencia.

De ahí que además de la intervención en la enfermedad de Parkinson, estos pacientes deban recibir el tratamiento oportuno para combatir este dolor que los acompaña, pero ¿Se puede mejorar el tratamiento del dolor en la enfermedad de Parkinson?

Esto es precisamente lo que ha anunciado mediante una nota de prensa la empresa Mundipharma International [2] según la cual la empresa ha concluido con éxito la primera investigación rigurosa sobre el tratamiento del dolor en pacientes con la enfermedad de Parkinson analizando los efectos del tratamiento con oxycodone-naloxone (OXN PR).

Entre las características del estudio destaca que se realizó empleando un grupo control al que se le administraba un placebo, así como un diseño de doble ciego, donde ni el paciente, ni los enfermeros que administraban la sustancia sabían si estaban recibiendo el medicamento o el placebo. Evaluado mediante autoinforme empleando para ello una escala de valoración del dolor, medido en varios momentos, hasta cuatro meses desde la administración.

Los resultados muestran diferencias significativas entre los dos grupos, los que recibieron medicamentos frente a los que recibieron placebo, durante los primeros tres meses, perdiendo la eficacia a los seis meses del inicio del tratamiento.

Entre los efectos secundarios no deseados del tratamiento se observó en el 17% de los pacientes, náuseas y estreñimiento.

La nota de prensa no informa del número de participantes, su género, ni en qué etapas de la enfermedad se encontraban.

Una de las limitaciones del estudio es precisamente el método de recogida de datos mediante autoinformes, ya que actualmente se pueden emplear otros métodos más fiables para ello.

A pesar de ello es una gran noticia ya que es el resultado de una investigación rigurosa que ofrece una alternativa a los pacientes con la enfermedad de Parkinson con lo que aumentar su calidad de vida, al reducir el dolor que siente, aparte de tener que padecer el resto de los síntomas de la enfermedad.

A pesar de lo anterior, hay que tener en cuenta que se debe realizar más investigaciones para comprobar que la eficacia de este tratamiento del dolor no interfiera en el empleado para la enfermedad de Parkinson, pues ya ha sucedido en otras ocasiones, que cuando se intentan tratar dos problemas a la vez, a veces los efectos positivos de los medicamentos se anulan entre sí, haciendo perder la eficacia de la intervención.

Por lo que sería conveniente corroborar los datos anteriores con distintos tipos de medicamentos y en distintas fases de la enfermedad para comprobar en qué condiciones es más efectiva la intervención del dolor a través de este método, buscando nuevas alternativas para aquellos pacientes que no responden adecuadamente a este tratamiento, ya sea por encontrarse en una fase avanzada o porque muestre otras patologías asociadas a la enfermedad de Parkinson.

Pero volviendo a los síntomas más evidentes de la enfermedad de Parkinson, los problemas que se presentan en los movimientos, no todos pueden ser atribuidos a esta enfermedad, ya que están también presentes en otras enfermedades, de ahí la importancia de conocerlos y establecer el diagnóstico diferencial oportuno.

A pesar de lo que se pueda pensar, tanto los profesionales como las personas ajenas a las ciencias de la salud, tienen cierto conocimiento sobre las patologías y psicopatologías más frecuentes, pero además existe todo un abanico de enfermedades, trastornos y síndromes que son desconocidos ya sea por su escaso nivel de incidencia o porque no recibe la suficiente atención de los medios de comunicación.

Es por ello por lo que existen los manuales de consulta como el Vademécum en el caso de los médicos y los manuales de diagnóstico, como el C.I.E.-10 [3] o el D.S.M.-V [4]en el caso de los psicólogos y psiquiatras.

A estos se suele acudir cuando un caso no es todo lo suficientemente claro como debiera, al presentarse síntomas que no pertenecen al cuadro clínico que se tiene, o porque no se puede establecer un diagnóstico que conforme todos los síntomas observados.

Pero son tantas las clasificaciones en categorías y subcategorías, sobre síntomas y síndromes, trastornos y enfermedades, que se requiere de cierta especialización para poder dar una mejor atención.

Así los profesionales se especializan por edades, por ejemplo, en los trastornos del desarrollo en la infancia, o por grupos de enfermedades que comparten algunos elementos en común, como por ejemplo las enfermedades neurodegenerativas.

A pesar de todo lo anterior, los profesionales de la salud deben actualizarse periódicamente para conocer las "nuevas enfermedades" o aquellas que han cambiado su incidencia en la población y que ahora son más comunes, o que se presentan en conjunto con otras enfermedades o trastornos, pero ¿Existe relación entre Síndrome de Pisa y la enfermedad de Parkinson?

Esto es precisamente lo que trata de explorarse desde el Hospital "Moriggia-Pelascini", el Instituto de Ciencias de Pavia, el Instituto de Ciencias de Montescano (Italia) y la Universidad de Tel-Aviv (Israel) [5].

El Síndrome de Pisa se define como una torsión sostenida del tronco de al menos 10 grados, que se puede observar tanto mientras se permanece sentado o de pie, pero que desaparece en cuanto la persona se acuesta.

En el estudio setenta y cuatro pacientes diagnosticados con la enfermedad de Parkinson, a los cuales se les tomaron medidas E.M.G. (ElectroMioGráficas), para comprobar el nivel de desviación de la persona, para ello se realizaron en distintas posturas, incluido mientras permanecían acostados.

Se evaluaron en tres momentos diferentes, en reposo, contraídos hacia la posición natural de los músculos y contraídos al lado contrario al natural.

Se observó que en el 78% de los pacientes se mostraban diferencias significativas en cuanto a la desviación muscular, especialmente sensible para ello el músculo oblicuo externo del abdomen, que fue el que más información proporcionó de todos los evaluados.

Hay que tener en cuenta que tal y como informan los autores, se trata de una primera aproximación para la determinación de un método válido para detectar la presencia del Síndrome de Pisa en pacientes con la enfermedad de Parkinson, por lo que se requiere de nueva investigación al respecto para poder así establecer un procedimiento de diagnóstico más efectivo

El estudio no informa sobre las características sociodemográficas de los pacientes de la enfermedad de

Parkinson, ni su edad, ni su género... aspectos fundamentales si se quiere extrapolar los resultados a otras poblaciones.

A pesar de lo anterior, el uso de la electromiografía, técnica muy simple y extendida en la práctica médica, hace que el diagnóstico del Síndrome de Pisa sea más sencillo y eficaz sobre todo si se realiza la evaluación sobre el músculo oblicuo externo del abdomen.

Hay que tener en cuenta, que como en cualquier otro caso, el padecer dos patologías al mismo tiempo, en este caso la enfermedad de Parkinson y el Síndrome de Pisa no hace sino empeorar el pronóstico de la persona, dificultando su recuperación.

Además, el infradiagnóstico del Síndrome de Pisa sólo sirve para ocultar síntomas que van a estar presente, interfiriendo con la calidad de vida del paciente con la enfermedad de Parkinson, mientras no reciba el tratamiento oportuno.

A este respecto, falta todavía por conocer cómo se ha de tratar el Síndrome de Pisa, y si este tratamiento va a conllevar algún tipo de contraindicación con el recibido para la enfermedad de Parkinson.

Igualmente, y dentro de los problemas del movimiento que podría inicialmente atribuirse a la enfermedad de Parkinson, pero que se precisa de un diagnóstico diferencial, cabe realizarse la distinción con respecto a la distonía neurocirculatoria, la cual se puede definir como la modificación del correcto "uso" de la musculatura por parte del organismo.

Un ejemplo de esta modificación es cuando hemos realizado ejercicios sin el calentamiento previo oportuno, lo que puede conllevar que durante las horas siguientes sintamos calambres.

Igualmente, el ejercicio excesivo de un grupo de músculos puede hacer que temporalmente éstos queden "flojos" y flácidos, recuperando su "tono" muscular, pasadas unas horas.

Teniendo en cuenta que la musculatura repartida por todo el cuerpo permite a la persona realizar los movimientos gracias a su capacidad de contracción y relajación de los tejidos que lo componen.

Todo ello "guiado" desde el sistema nervioso central, quien da las órdenes que permite realizar los movimientos de forma coordinada.

Nada más que hay que pensar en todos los grupos de músculos implicados en el andar, y que sin un "plan" establecido, sería dificultoso e incluso imposible poder hacerlo tan "armoniosamente".

Así y volviendo sobre la distonía, cuando esta es crónica, se denomina síndrome distónico, en donde se ve alterada la tonalidad de la musculatura, ya sea total o parcialmente, normalmente asociado a causas genéticas o por un traumatismo craneoencefálico, lo que se puede expresar con pérdida de fuerza en los músculos, calambres, espasmos involuntarios, temblores, y descoordinación de los movimientos, acompañado en algunos casos de dolor.

Además de los signos, entre los síntomas está la inquietud por sus movimientos, tratando de ocultar sus manos y pies, carraspeo frecuente, debido al cambio de tonalidad de la voz, todo lo cual va a conllevar agotamiento físico y psicológico, dificultades para concentrarse, alteraciones del estado de ánimo debido a esa sensación de falta de control de su propio cuerpo, problemas digestivos y alteraciones del sueño, lo que en algunos casos le conduce a la depresión.

Síntomas parecidos a los que expresan los pacientes, con síndrome de Tourette también denominado de tics crónicos, donde se dan también signos motores involuntarios expresados a modo de tics, que producidos crónicamente van a interferir en el normal desarrollo de la vida social, ya que suelen estar asociados a la coprolalia, que es la emisión de palabras obscenas y socialmente inadecuadas, causadas por su falta de control.

Como vemos, una alteración en nuestro tono muscular va a ser también indicativo de que algo no va bien dentro de nuestro organismo, ya sea a nivel neurológico o medular, relacionado normalmente con el sistema nervioso.

Así cuando este control sobre los movimientos se "deteriora" por alguna enfermedad neurológica puede producir enfermedades como la de Parkinson o la Corea de Huntington también denominado Bailes de San Vito.

Sobre los problemas del control muscular, aunque se pueden emplear muchas clasificaciones sobre los temblores, basado en los músculos afectados o la función implicada, en este libro vamos a distinguirlos entre temblores de reposo y de acción.

Los primeros hacen referencia a los músculos en estado de relajación, es decir, mientras la persona permanece quieta, ya sea de pie o sentada, sin hacer nada, y a pesar de ello la persona sufre temblores; mientras que los temblores de acción por su parte son aquellos que aparecen únicamente cuando se va a realizar una acción, ya sea esta coger un objeto o andar.

El inconveniente de sufrir este último tipo de temblores es que dificulta la acción emprendida, por ejemplo, cuando se quiere llevar la comida del plato a la boca, sufrir temblores de acción en la mano o en el antebrazo supone que se vaya derramando la comida por el camino debido a dichos temblores.

Hay que recordar que cuando se ejecuta una acción, por ejemplo, al flexionar el brazo, hay músculos que se contraen, que es cuando sufren el temblor de acción, y músculos que permanecen relajados, que no suelen sufrir temblor, pero ¿Cómo se relacionan los temblores en la enfermedad de Parkinson?

Esto es precisamente lo que se ha tratado de averiguar con una investigación realizada desde la Clínica de Párkinson del Este de Toronto y el Centro de Desórdenes del Movimiento (Canadá) [6].

En el estudio participaron 100 pacientes diagnosticados con la enfermedad de Parkinson, con edades comprendidas entre los 43 a 99 años, a quienes se les observó la lateralidad de sus temblores, tanto de los de reposo como de acción, estudiándose únicamente los temblores en las extremidades superiores, evaluado mediante el Unified P.D. Rating Scale [7].

Los resultados indican una relación inversa entre la intensidad del temblor de reposo y el de acción, relación que únicamente se mantiene en el mismo lado del cuerpo.

Así la presencia de temblor de reposo moderado en una extremidad hace que, en ese lado del cuerpo, exista significativamente una menor probabilidad de sufrir temblor de acción.

Temblores de los músculos que van a presentarse inicialmente en la mitad del cuerpo, pero que pueden extenderse también a la otra mitad, teniendo en cuenta que, aunque la característica más llamativa sea precisamente ese temblor, la enfermedad de Parkinson también conlleva síntomas como la rigidez e inestabilidad postural, y lentitud en sus movimientos.

Tal y como se ha expuesto hasta el momento la enfermedad de Parkinson es neurodegenerativa asociado al control de los músculos, por lo tanto, sus efectos se van a agravando con la edad.

A ello habrá que sumarle los problemas propios del paso del tiempo, con la disminución progresiva de la autonomía personal.

Este aspecto es una de las mayores preocupaciones de los pacientes con la enfermedad de Parkinson, sabiendo que es cuestión de tiempo para que cada vez sea más dependiente para realizar casi cualquier actividad.

Hay que tener en cuenta que los problemas musculares asociados a la enfermedad cada vez son mayores, pero ¿Existe relación entre padecer la enfermedad de Parkinson y los problemas cognitivos?

Esto es lo que ha tratado de responderse con una investigación realizada desde el Departamento de Neurología, la Facultad de Medicina, Universidad

Ondokuz Mayis; junto con la Clínica de Neurología, Hospital de Entrenamiento e Investigación; y el Servicio de Neurología, Hospital Estatal Carsamba (Turquía) [8].

En el estudio participaron treinta y siete pacientes diagnosticados con la enfermedad de Parkinson, con edades comprendidas entre los 55 a 77 años, de los cuales diecinueve eran mujeres.

Los participantes rellenaron una escala para determinar el nivel de independencia mediante las Scales for Outcomes in Parkinson's Disease - Automatic [9]; para conocer la gravedad de la enfermedad se empleó el Hoehn y Yahr Scale [10]; igualmente se evaluó las habilidades cognitivas mediante el Mini Mental State Examination test [11,12], el Blessed test [13] y el Frontal Evaluation Test [14].

Para detectar sintomatología depresiva se empleó el Geriatric Depression Scale; y por último para evaluar la atención y la memoria a corto plazo se empleó una prueba de secuencias numéricas.

Los resultados informan que no existe correlación significativa entre el nivel de autonomía y las habilidades cognitivas, funcionando de forma independiente.

En cambio, existe una correlación negativa entre la gravedad de la enfermedad y las habilidades cognitivas, esto es, a mayor gravedad menores puntuaciones alcanzadas en habilidades cognitivas.

Entre las limitaciones del estudio hay que destacar que, a pesar de tener casi el mismo número de participantes de cada género, no se ha realizado un análisis comparativo, por lo que no es posible realizar ninguna inferencia al respecto en función del género.

Igualmente, el rango de participantes es muy amplio, pudiendo confundirse los efectos propios de la edad, por lo cual sería bueno que se hubiese separado en dos grupos por ejemplo menores y mayores de 65 años para comprobar si existen diferencias, las cuales sólo podrían ser explicadas por la edad.

A pesar de las limitaciones anteriores, los resultados muestran cierto nivel de independencia entre las capacidades cognitivas y la autonomía personal.

Cabe indicar que, al ser la enfermedad de Parkinson neurodegenerativa, esto implica que va a ir avanzando hasta acabar afectando a todas las funciones del organismo, aunque su síntoma más evidente es el temblor.

Así las zonas cerebrales afectadas por la enfermedad de Parkinson hacen que poco a poco todos los músculos se vayan "descontrolando", perdiendo así su utilidad, además de esta pérdida de control caracterizado por los temblores, se va produciendo una paulatina rigidez de algunos grupos musculares.

Aunque lo más "evidente" al principio son en aquellos movimientos que requieren de la participación de un mayor número de grupos musculares, como por ejemplo en el caminar, donde además interviene la información vestibular que sirve para equilibrar la postura a cada paso.

Con el avance de la enfermedad se van a producir "interferencias" en el resto de los músculos como por ejemplo en los de la mandíbula y la lengua los cuales son esenciales para el correcto desempeño lingüístico, lo que va a hacer, que a medida que avance la enfermedad de Parkinson sea más difícil comprender lo que el paciente dice.

No porque tenga ningún tipo de afección neurológica relacionada con el habla o el pensamiento, sino porque los músculos alrededor de la boca e incluso la lengua no responden adecuadamente a sus órdenes, pero ¿Se puede llegar a afirmar que se puede identificar la presencia de la enfermedad de Parkinson por la forma en que se habla?

Esto es lo que se ha tratado de resolver con una investigación realizada desde el Departamento de Ciencias de la Computación e Ingeniería y el Departamento de Tecnologías de la Información de la Universidad de Ingeniería R.A.G.H.U., junto con el Departamento de

Tecnologías de la Información de la Universidad G.I.T.A.M.; y el Departamento de Microbiología y Bioinformática de la Universidad Bilaspur (India) [15].

En este estudio se emplearon bases de datos sobre audios con grabaciones de voz y a través de Big Data se buscaron diferencias entre pacientes con la enfermedad de Parkinson para ser comparado con la población general con una edad menor de 40 años.

Estos datos fueron procesados empleando tres métodos de análisis matemáticos informatizados diferentes, en donde se comprobaba la nitidez, la modulación, la fase o impedancia de las frases tanto de los pacientes con la enfermedad de Parkinson como de personas que no lo tenían, que funcionaban a modo de grupo control.

Los resultados indican que el empleo de técnicas como Support Vector Machine puede ser empleado para el diagnóstico diferencial entre pacientes con y sin la enfermedad de Parkinson, a edades tan tempranas como los 40 años, con un porcentaje de aciertos del 70%.

A pesar de la claridad de estos resultados se puede destacar como limitación del estudio a la selección de la edad como punto de corte entre antes y después de la aparición de la enfermedad de Parkinson, debido a las diferencias individuales existentes no controladas en este estudio.

Tal y como señalan los autores de corroborarse los resultados de estos análisis, permitirá que cualquier persona con decir diez veces todas las vocales, y tras el preceptivo análisis matemático, se podrá conocer si se está sufriendo los primeros síntomas "silenciosos" de la enfermedad de Parkinson o no.

Un gran avance, ya que cuanto antes se diagnostique esta enfermedad, antes se puede intervenir, y con ello alargar la calidad de vida del paciente, y todo ello con unos escasos minutos delante de un micrófono.

Tal y como se ha comentado, los problemas del habla independientemente de la edad en la que surjan, van a dificultar que el paciente pueda llevar una relación social adecuada, de ahí la importancia de comprobar sus efectos en la enfermedad de Parkinson.

Siendo la capacidad de comunicarse una de las problemáticas más importantes que afectan a la calidad de vida del paciente con la enfermedad de Parkinson, habiéndose observado que en el 90% de los casos se ve dificultada por el avance de la enfermedad, ya sea por la alteración en la velocidad del habla como por su capacidad discursiva, pero ¿Presentan los pacientes con la enfermedad de Parkinson problemas del habla en función de la edad?

Esto es precisamente lo que ha tratado de resolverse mediante una investigación realizada desde el Departamento de Neurología de la Facultad de Medicina de la Universidad de São Paulo (Brasil) [16].

En el estudio participaron 50 pacientes diagnosticados con la enfermedad de Parkinson, siendo todos mayores de 40 años, los cuales fueron separados en dos grupos en función de la edad, el primero, de 30 pacientes con edades comprendidas entre los 40 a 55 años; y el segundo, con 20 participantes, todos ellos mayores de 65 años.

Se les administraron tres medidas, una neuropsicológica para evaluar el avance de la enfermedad de Parkinson a través de la escala Hoehn y Yahr Scale [10] y del Unified Parkinson´s Disease Rating Scale [17]; una segunda de tipo perceptual donde se evaluaba la velocidad discursiva; y una tercera de tipo acústico, donde se evaluaba la capacidad de generación de palabras de forma espontánea mediante el análisis de vocales empleadas basado en el V.A.I. (Articulation Index).

El estudio informa sobre que no existen diferencias entre los grupos de edad en cuanto a ninguna de las tres medidas, es decir, ni en gravedad de la enfermedad de Parkinson, ni en la velocidad ni en la capacidad discursiva.

Una de las limitaciones del estudio es no haber separado a los pacientes por las puntuaciones obtenidas en las medidas neuropsicológicas, esto es, según la gravedad de la enfermedad.

A pesar de lo cual, el estudio se enfoca en un aspecto a veces olvidado con respecto a la enfermedad de Parkinson, la capacidad de comunicarse, siendo esta fundamental en una sociedad basada en la comunicación oral.

Los datos muestran que la edad no es una variable relevante en los problemas del habla asociados a la enfermedad de Parkinson, lo que indica que a cualquier edad se debería de poder intervenir mediante terapia específica realizada por un logopeda que ayude a compensar las pérdidas debidas a la enfermedad.

"Si vemos la enfermedad de Parkinson desde el punto de vista neurológico existe un compromiso en el cerebelo que también se asocia al deterioro por la edad lo cual concluye que en general si se podría afirmar que hay dificultades en la motricidad voluntaria especialmente de los músculos de los órganos fonoarticuladores que tienen que ver directamente con la pronunciación de los diferentes fonemas asociados al Habla.

Ese deterioro también está asociado a la expresión genética. No se sabe cuándo va a comenzar esa dificultad todo depende del medio ambiente calidad de vida diagnóstico e intervención precoz y genética.

En la actualidad se utilizan sistemas de inteligencia artificial para descubrir que mutaciones genéticas están relacionadas con la aparición del Párkinson.

Lo anterior será clave en el tratamiento del Párkinson en un futuro próximo.

Es así que ya se están desarrollando modelos predictivos de AI (inteligencia artificial) basados en redes neuronales y con la capacidad además de los métodos de análisis estadísticos mediante IA cómo el Deep Learning a ayudarán a los neurólogos a identificar pacientes según sus características genéticas y clínicas candidatos a recibir posibles tratamientos a través de la medicina personalizada y la Telemedicina." Dra. Mabel Velandia Ramos Audióloga Colombia.

Hay que indicar que en ocasiones el público en general conoce más las enfermedades por las consecuencias en sus fases avanzadas, tal y como sucede con la enfermedad del Parkinson.

Al ser la enfermedad de Parkinson neurodegenerativa, con el tiempo los efectos se van a ir poco a poco agravando, que avanza desde los primeros síntomas del Estadio I, con ligeros movimientos en solo una parte del cuerpo, arrastrando un poco los pies, empezando a mostrarse los primeros síntomas de rigidez.

En el Estadio II empieza a inclinarse la persona hacia adelante, se empiezan a producir alteración del equilibrio y con dificultades para iniciar movimientos (bradicinesia).

En la fase III y IV se complican los síntomas dificultando el equilibrio y en el andar.

Hasta llegar a la última fase del Estado V, en donde la dependencia es máxima necesitando a una tercera persona para realizar cualquier actividad de la vida cotidiana, pasando el paciente buena parte de su tiempo sentado o tumbado debido a sus temblores constantes.

Hay que tener en cuenta que a medida que avanza las opciones del tratamiento de la enfermedad de Parkinson se reducen, empezando por el farmacológico y rehabilitador hasta el quirúrgico. De entre estos últimos se pueden distinguir entre las reversivas como la estimulación cerebral profunda, frente a las irreversibles, que incluye cirugía en donde se intervienen ciertas partes del cerebro.

Sobre estas intervenciones quirúrgicas la palidotomía es la más común, donde se realiza una incisión en el globo pálido del cerebro, intervención que por otro lado se ha observado que tiene consecuencias emocionales en los pacientes intervenidos, pero ¿La intervención quirúrgica en el cerebro del paciente con la enfermedad de Parkinson acarrea cambios emocionales?

Esto es precisamente lo que se ha tratado de responder

con una investigación realizada desde el Hospital de Santa María (Portugal) [18].

En el estudio participaron 30 pacientes a los cuales se les realizó una intervención quirúrgica para tratar las fases avanzadas de la enfermedad de Parkinson.

A todos ellos se les realizó un estudio previo y un seguimiento de un año tras la intervención en donde tenían que responder a un cuestionario estandarizado para detección de emociones denominado Comprehensive Affect Testing System [19] donde se evalúan 7 emociones básicas en tareas de reconocimiento de rostro y 4 sobre el lenguaje (prosodia).

Los resultados muestran que no existen cambios significativos entre los datos obtenidos antes y después de la intervención quirúrgica. A pesar de lo cual se comenta que se había observado sintomatología de apatía o depresión en 6 de los participantes antes de la intervención, y que luego el número se amplió a 14 después de un año de la intervención.

Lo que sin duda debería ser objeto de estudio el por qué en un año se ha duplicado el número de personas con sintomatología depresiva, y si esto se corresponde con una evolución "normal" de la enfermedad o es producto de la intervención quirúrgica.

Como carencias del estudio hay que destacar que no se

ha establecido un grupo control con el que comparar la evolución de la enfermedad a lo largo del tiempo, y que tampoco se ha realizado una evaluación exhaustiva del estado de ánimo del paciente ni antes ni después de la intervención quirúrgica.

Debido a las limitaciones del estudio no se pueden generalizar los resultados hasta que no se amplíe el número de participantes, se incluya un grupo control y se analice la evolución del estado de ánimo de los pacientes a los que se les ha sometido a una intervención quirúrgica como medida de afrontar la fase más avanzada de la enfermedad de Parkinson.

Aunque los síntomas más evidentes de la enfermedad de Parkinson son precisamente los temblores, existen otros no relacionados con los movimientos como es el problema del sueño, con una prevalencia que afecta entre un 40 a 90% de los que padecen esta enfermedad ya sea con insomnio, exceso de somnolencia diurna, apnea del sueño, o problemas durante el mismo.

Para aquellas personas que no sufren este tipo de problemas, no suelen llegar a entender lo invalidante que resulta no recuperarse, descansar, y poder iniciar un nuevo día.

Al respecto hay que comentar que una de las dificultades que tienen los pacientes con la enfermedad de

Parkinson es que cuando se muestran los problemas del sueño estos no se pueden tratar adecuadamente, ya que la medicación que se emplea para estos casos suele ser incompatible con la que se recibe por el tratamiento de la propia enfermedad de Parkinson.

Igualmente, algunos ejercicios indicados para estos pacientes no resultan todo lo prometedores que se esperaría, manteniendo así las dificultades del sueño, y los problemas que eso conlleva a cualquier persona, pero ahora agravado por la enfermedad de Parkinson, pero ¿Se pueden superar los problemas de sueño de la enfermedad de Parkinson?

Esto es precisamente lo que se ha tratado de averiguar con una investigación conjunta realizada desde el Hospital de "S. Isidoro"; la Fundación S. Maugeri IRCCS, el Hospital "Le Terrazze"; el Hospital Moriggia Pelascini, el Instituto Clínico de Perfeccionamiento (Italia); y el Instituto de rehabilitación J.F.K. Johnson; junto con el Centro de Desórdenes de Movimiento de la Universidad de la ciudad de Nueva York (EE.UU.) [20].

En el estudio participaron 138 pacientes con una edad media de 69 años, de los cuales 77 eran mujeres. Se separaron en dos grupos a los participantes, el primero con 89 pacientes, que recibió conjuntamente tratamiento farmacológico y entrenamiento físico, y el otro, con 49 participantes, que únicamente recibió tratamiento farmacológico. A todos se les examinó para comprobar su diagnóstico, a través de la escala de sintomatología de la enfermedad de Parkinson denominada Hoehn y Yahr Scale [10] y el Mini-Mental State [12].

Después de 28 días se volvieron a examinar a todos los participantes para comprobar si se producían efectos diferenciales entre los dos grupos, empleando en esta ocasión la escala estandarizada denominada Unified Parkinson's Disease Rating Scale [17].

Los resultados muestran mejoras significativas en el tratamiento conjunto entre el farmacológico y los ejercicios diseñados al efecto, produciéndose un decremento de los problemas de sueño, en cambio no se encontraron diferencias en el grupo control que solo recibieron tratamiento farmacológico para tratar los problemas de sueño asociados. Entre las limitaciones del estudio está el no tener un tercer grupo de investigación, que reciban exclusivamente el entrenamiento, para comprobar si se producen o no los efectos positivos deseados.

Igualmente, el realizar una única evaluación a los veintiocho días, no garantiza que los efectos positivos en la mejora de los problemas del sueño se mantengan a lo largo del tiempo, por lo que se requeriría de posteriores evaluaciones para comprobarlo.

La enfermedad de Parkinson es una enfermedad causada por la degeneración de las células nerviosas (neuronas) en el cerebro. Esta enfermedad generalmente cursa con trastornos del movimiento como temblores, rigidez, bradicinesia e inestabilidad en la postura corporal, pero también pueden presentarse síntomas no motores, que pueden preceden a los síntomas clásicos. Pudiendo ser así un signo temprano de la enfermedad de Parkinson.

Los síntomas no motores de la enfermedad de Parkinson se dividen en varias categorías: disfunción autonómica, síntomas cognitivos y psiquiátricos, trastornos del sueño y otros síntomas [16,21]. Los síntomas como la disfunción olfativa, el estreñimiento y la depresión pueden ser signos tempranos de aparición de síntomas motores. de la enfermedad de Parkinson. Las alucinaciones y la demencia ocurren en la enfermedad de Parkinson avanzada [21,22].

Disfunción autonómica

Las disfunciones autonómicas que pueden ocurrir en la enfermedad de Parkinson son hopotensión ortostática, disfunción olfatoria, salivación y sudoración excesivas, hipo, dificultad para tragar, náuseas, vómitos, estreñimiento, incontinencia fecal, disfunción de la vejiga, disfunción sexual y pérdida o aumento de peso. [21,23,24].

Son debidas a la afectación del sistema nervioso autónomo. El encargado de mantener las funciones del organismo de forma inconsciente y automática.

Saliva y sudor excesivos

La salivación excesiva o sialorrea afecta a aproximadamente al 10% de todos los pacientes con enfermedad de Parkinson, y la sudoración excesiva se observa en el 30 a 50% de los pacientes.

Los pacientes que experimentan salivación excesiva pueden experimentar complicaciones por hipo y neumonía. Los pacientes con enfermedad de Parkinson pueden experimentar sudoración excesiva en todo el cuerpo, sin limitarse a las axilas, las palmas o los pies y la cara.

La salivación excesiva se debe principalmente al deterioro de los movimientos de la boca y la deglución en lugar de la producción excesiva. Este es el resultado de la acinesia en la enfermedad de Parkinson.

Hipotensión ortostática

Estos síntomas ocurren en alrededor del 30 al 50% de todos los pacientes con enfermedad de Parkinson. Los síntomas más experimentados son dolores de cabeza, fatiga, mareos con los cambios posturales y disminución de la consciencia después de estar de pie o comer mucho.

La disminución y la pérdida de visión pueden ocurrir repentinamente en los casos severos [21,24].

La hipotensión ortostática se define como una disminución sistólica de más de 20 mmHg o diastólica de más de 10 mmHg. Es causada por la disfunción del reflejo baroreceptor y la denervación simpática (estimulante) cardíaca.

El reflejo baroreceptor es el encargado de regular la frecuencia cardíaca y la tensión arterial en función de la información recibida sobre la presión arterial en las carótidas, donde se alojan estos receptores. La terapia habitual con dopamina también puede causar hipotensión ortostática [21,24].

Olfato y disfunción gustativa

La disminución del olfato (hiposmia) y su pérdida total (anosmia) ocurre en aproximadamente en el 90% de los pacientes con enfermedad de Parkinson. Una de las disfunciones olfativas, la hiposmia, a menudo es un signo temprano de síntomas motores de la enfermedad de Parkinson.

La percepción del gusto se ve afectada también (disgeusia) al verse alterado el olfato. Estos síntomas no son demasiado graves, pero en algunos casos, esta disfunción puede causar una disminución del apetito.

La degeneración del núcleo olfativo anterior y el bulbo olfatorio puede causar la patología olfatoria. Fumar, el traumatismo craneal y otras afecciones neurogenerativas también pueden causar esta disfunción del olfato [21,25,26].

Hipo y dificultad para tragar

El 50% de todos los pacientes con enfermedad de Parkinson experimentan hipo y dificultad para tragar.

El paciente presenta trastornos leves de deglución en las primeras etapas y disfagia severa en las etapas avanzadas.

Los pacientes tienen problemas al tragar alimentos, agua o píldoras y pueden experimentar complicaciones como desnutrición, neumonía o hipo.

El hipo y la dificultad para tragar en pacientes con enfermedad de Parkinson son causados principalmente por un transporte del bolo alimenticio deficiente a través de su paso por la faringe.

La disfagia puede estar asociada con una activación débil de los músculos de la lengua y las mejillas, así como a una relajación y coordinación deficientes del esfínter esofágico superior [21].

Náuseas y vómitos

Este síntoma es experimentado por aproximadamente el 20% de todos los pacientes con enfermedad de Parkinson. Los pacientes pueden sentir flatulencia, náuseas y vómitos cuando inician un nuevo medicamento antiparkinsoniano. El acúmulo de gases también puede ocurrir sin consumir fármacos, debido a la disminución de los movimientos estomacales

La sensación de flatulencia en pacientes con la enfermedad de Parkinson deriva de la degeneración de las neuronas autonómicas en el sistema nervioso periférico (plexo de Meissner) que inerva el tracto gastrointestinal y el tronco encefálico. Las náuseas y los vómitos pueden ser un síntoma primario en la enfermedad de Parkinson, pero generalmente son causados por los efectos secundarios de los fármacos dopaminérgicos.

Estreñimiento

La prevalencia del estreñimiento en pacientes con enfermedad de Parkinson es de alrededor del 75%. El estreñimiento es a menudo el primer signo de síntomas motores. Los pacientes con estos síntomas pueden experimentar complicaciones en forma de megacolon, seudoobstrucción, vólvulo, perforación y malestar abdominales.

El estreñimiento es un síntoma de disautonomía y es causado principalmente por una disminución de la motilidad del colon y la disfunción ano-rectal. La degeneración de los núcleos autónomos periféricos y el tronco encefálico causa estreñimiento.

La denervación colinérgica parasimpática puede causar disinergia del esfínter, es decir, daño en la coordinación de relajación del esfínter anal, que resulta en la incapacidad de defecar normalmente [16,21,25].

Incontinencia fecal

La incontinencia fecal ocurre en menos del 10% de los pacientes con enfermedad de Parkinson. Los pacientes experimentarán heces que salen involuntaria o inconscientemente. Estos síntomas son raros y generalmente ocurren junto a incontinencia urinaria.

La incontinencia, manifestada como no poder llegar al baño a tiempo es debida a los trastornos motores (acinesia o bradicinesia) y suele ocurrir en pacientes con enfermedad de Parkinson avanzada.

Disfunción de la vejiga

La prevalencia de la disfunción de la vejiga en pacientes con enfermedad de Parkinson es más del 50%.

La disfunción más común asociada con la hiperreflexia del músculo detrusor (contracción de la vejiga para la emisión de la orina) son la nocturia (necesidad de orinar durante la noche) y la incontinencia urinaria. Por el contrario, la hipofunción del detrusor, como la retención urinaria, es rara [21,26].

La disfunción de la vejiga es causada por la degeneración autonómica de la vejiga y de núcleos motores. La degeneración de la sustancia negra del tronco del encéfalo, que funciona para inhibir la orina, también puede causar disfunción de la vejiga.

Disfunción sexual

Este síntoma es experimentado por aproximadamente la mitad de todos los pacientes con enfermedad de Parkinson. La disfunción sexual en esta enfermedad incluye disfunción eréctil, dificultad para alcanzar el orgasmo o anorgasmia, disminución de la libido y disminución de la sensibilidad genital.

También puede asociarse a hipersexualidad o aumento de la excitación o apetito sexual (libido) lo que generalmente se asocia con el tratamiento con agonistas de la dopamina [21,24]. La disfunción eréctil resulta de la degeneración autonómica tanto simpática como parasimpática.

La disfunción sexual también puede ocurrir debido a la alteración motora, los fármacos o los trastornos del estado de ánimo. La deficiencia de testosterona se ha visto involucrada en algunos casos [21,24].

Pérdida o aumento de peso.

La pérdida de peso ocurre en muchas enfermedades neurodegenerativas, una de las cuales es la enfermedad de Parkinson. La pérdida de peso en el Parkinson se asocia con una disminución en el tejido graso. Factores como la discinesia, los trastornos de la deglución, el olfato, las náuseas y los vómitos, o los efectos secundarios de los medicamentos pueden contribuir a la pérdida de peso [16,21].

El aumento de peso es menos común que la pérdida de peso en pacientes con enfermedad de Parkinson. Este aumento de peso ocurre debido al trastorno de control de impulsos bien primario o debido a los efectos secundarios de los fármacos agonistas dopaminérgicos.

Los antipsicóticos atípicos, a menudo usados en la enfermedad de Parkinson para tratar los síntomas psiquiátricos y el insomnio, como la quetiapina y la clozapina, también están asociados con el aumento de peso.

Dolor

El dolor ocurre en el 33 a 66% de los casos. Es experimentado por los pacientes en forma de rigidez, calambres, espasmos o dolor muscular que ocurren en la pantorrilla, el cuello o la espalda.

El dolor a menudo ocurre durante el período de inactividad y el descanso nocturno. También puede asociarse con la discinesia y distonías matutinas [21,25,26].

Los pacientes con enfermedad de Parkinson experimentarán una disminución en el umbral de dolor debido a la degeneración de la función dependiente de dopamina que regula la inhibición del dolor.

La degeneración de las células productoras de norepinefrina en el locus ceruleus del tronco encefálico, también se asocia con dolor en pacientes con enfermedad de Parkinson [21,25,26].

Síntomas cognitivos.

Los síntomas relacionados con trastornos cognitivos y psiquiátricos son frecuentes en pacientes con enfermedad de Parkinson.

Estos síntomas pueden manifestarse como deterioro cognitivo, demencia (demencia de Parkinson, que es la segunda causa primaria degenerativa de demencia después del Alzheimer), alucinaciones, depresión o ansiedad, apatía, alteración del comportamiento sexual, trastorno de control de impulsos, y delirios o alucinaciones [16,21,25].

Más del 70% de los pacientes con enfermedad de Parkinson experimentarán un deterioro cognitivo leve y demencia.

La demencia por enfermedad de Parkinson generalmente ocurre en pacientes avanzados mayores de 65 años. Sus síntomas predominantes como bradipsiquia (proceso de pensamiento lento), alteración de la memoria, atención y visoespacial, y un síndrome disejecutivo [21,23].

La demencia con cuerpos de Lewy a partir de estructuras corticales es una causa importante de demencia en el Parkinson.

En otros casos, puede producirse por otras causas, como cambios por la enfermedad de Alzheimer y lesiones vasculares.

Los factores de riesgo que pueden causar demencia de Parkinson son la edad mayor de 65 años, las alucinaciones, delirios, antecedentes familiares de demencia, depresión y alteraciones de la fase de movimientos oculares rápidos durante el sueño o trastorno del sueño REM [21,23].

Las alucinaciones ocurren en el 40% de todos los pacientes con enfermedad de Parkinson. Generalmente ocurren en la enfermedad en estadios avanzados. Las alucinaciones visuales ocurren con mayor frecuencia, mientras que las alucinaciones auditivas, gustativas, olfativas y táctiles son raras. Estos síntomas a menudo ocurren en condiciones con poca luz o alteración de la conciencia, como durante el sueño [21,25].

La degeneración del área visual y la percepción de la corteza están asociadas con alucinaciones e ilusiones en la enfermedad de Parkinson.

Las alucinaciones a menudo se deben a los efectos secundarios de los medicamentos antiparkinsonianos, pero en las etapas avanzadas, pueden ocurrir de forma primaria.

Otros factores de riesgo son el deterioro cognitivo, la vejez, las enfermedades crónicas y la depresión [21,25].

Trastornos del sueño

La enfermedad de Parkinson puede causar varios trastornos del sueño. Estos trastornos del sueño son la somnolencia diurna excesiva (hipersomnia), el insomnio y el trastorno de la fase REM del sueño [25,26].

Somnolencia diurna excesiva (SED)

La somnolencia ocurre en aproximadamente el 50% de todos los pacientes con enfermedad de Parkinson. Los pacientes con Parkinson pueden quedarse dormidos mientras conducen, hablan o se encuentran en lugares públicos.

Los episodios repentinos de sueño pueden ocurrir en los casos más severos, llamados ataques de sueño. Aunque rara vez se duermen durante el día, por lo que rara vez se quejan en este sentido.

La degeneración del sistema de activación reticular y los generadores de ritmo circadiano que regulan el ciclo de vigilia tienen un papel en la aparición de SED en la enfermedad de Parkinson. La levodopa, los anticolinérgicos, la amantadina y los agonistas de dopamina pueden causar somnolencia.

También se debe considerar la presencia de apnea del sueño, trastornos psiquiátricos más habituales como la depresión y la ansiedad.

Insomnio

La prevalencia de pacientes con insomnio en la enfermedad de Parkinson es del 60 al 80%. Los pacientes pueden experimentar dificultades para conciliar el sueño o para el mantenimiento del mismo [21,25].

El insomnio puede estar motivado por diversas causas. La degeneración de los sistemas reguladores del sueño y los cambios de los ritmos circadianos en el cerebro son causas importantes de insomnio.

Además, los síntomas motores como la bradicinesia, el temblor, la discinesia y el síndrome de piernas inquietas pueden interferir con el sueño.

Los medicamentos antiparkinsonianos también pueden causar insomnio. Y los síntomas psiquiátricos, como las alucinaciones y los delirios, a menudo interrumpen el descanso nocturno.

Trastorno de la fase REM

Este trastorno ocurre en el 50% de todos los pacientes con enfermedad de Parkinson. Éste tiene como característica la pérdida de atonía muscular normal durante la fase del sueño con movimientos oculares rápidos (REM). El paciente actúa fuera de su sueño, lo que le hace hablar (somniloquia), mover las manos o los pies y gritar durante el sueño. El paciente puede llegar a caerse de su cama, lesionarse el mismo o a la persona que está a su lado mientras duerme [21].

Síndrome de piernas inquietas

Este síndrome puede ser un signo temprano de síntomas motores y un indicador de otros problemas, como el deterioro cognitivo. La degeneración de la parte inferior del tronco encefálico, especialmente el área del locus ceruleus, puede estar involucrada en este trastorno [21,26].

Alteraciones visuales

Las anomalías visuales en pacientes con enfermedad de Parkinson son la diplopía, trastornos de la percepción del color y contraste, y trastornos visuoespaciales.

Las alteraciones en la sensibilidad al contraste pueden interferir con la conducción, especialmente durante la noche. La diplopía es rara y generalmente ocurre al leer.

Las alteraciones del color y el contraste pueden ser causadas por la disfunción en la retina debido a la degeneración de las neuronas dopaminérgicas en la retina y la disfunción en la corteza visual del cerebro.

La diplopía a menudo ocurre debido a una insuficiente convergencia de los músculos oculares. Función visoespacial deteriorada asociada con disfunción cognitiva y alucinaciones en la enfermedad de Parkinson

Hinchazón (edema) de las piernas

La hinchazón de los pies a menudo ocurre en pacientes con enfermedad de Parkinson. Esta hinchazón ocurre en la parte inferior de la pierna, aunque por lo general, estos síntomas no son graves. Se trata generalmente de un efecto secundario de los medicamentos antiparkinsonianos, especialmente los agonistas de la dopamina. Sin embargo, la enfermedad de Parkinson per se también puede causar inflamación del pie, incluso sin tratamiento.

"De un 15 a un 25% de las personas con la enfermedad de Parkinson tienen un familiar cercano que ha experimentado síntomas de párkinson (tal como el temblor), por esta razón existen estudios que se orientan a encontrar los genes implicados en la transmisión y predisposición para expresar esta enfermedad.

Aunque todavía no está bien definido parece ser que las mutaciones en el gen Párkinson las responsables de una forma hereditaria de la enfermedad de Parkinson y que estaría implicado además en la degradación de proteínas importantes.

Por otro lado, un equipo de investigación de Guipúzcoa ha revelado recientemente la existencia de 'Dardarina', un gen implicado en la transmisión hereditaria de la enfermedad de Parkinson, todo un descubrimiento resaltado en importantes foros médicos.

Aproximadamente en un 10% de los casos de diagnóstico de párkinson se puede considerar que tiene un origen hereditario, un 5% podrían tener un origen ambiental o tóxico, y en el 85% restante se desconoce su origen". Marian Carvajal Paje, F.E.P.

Cuando se trata de establecer un perfil de riesgo de una población con respecto a una enfermedad hay que comprender que van a intervenir multitud de factores tanto en el origen, mantenimiento y avance de la enfermedad, siendo la labor del investigador descubrir y describir cada uno de estos factores.

Cuando se quiere establecer el perfil de la población de riesgo, con posterioridad se han de conocer los "pesos" que cada uno de estos factores va a jugar en la aparición de la enfermedad; así en algunas el componente hereditario juega un papel fundamental, teniendo ente factor un gran peso, en otras, por el contrario, el mayor peso lo tienen los factores ambientales como el estrés.

"Algunos estudios han reportado una mayor frecuencia de enfermedad de Párkinson (aunque esta diferencia es mínima) en hombres y cierta disparidad en relación con síntomas motores con mujeres.

En general, son más los hombres diagnosticados de E.P. que mujeres, y con más frecuencia en hombres que en mujeres aparecen síntomas como rigidez y trastornos de movimientos oculares rápidos, mientras que más mujeres que hombres presentan discinesias y depresión.

Se ha propuesto que los estrógenos tienen un carácter modificador e incluso neuro protector, lo que explicaría por qué las mujeres sufren menos la enfermedad, de la misma manera que se ha comprobado que se produce un descenso en la testosterona en hombres afectados de párkinson, lo cual apuntaría a que la preservación de los niveles de testosterona en los hombres podría ser una forma de resistencia a la enfermedad de Parkinson." Marian Carvajal Paje, F.E.P.

Establecer un perfil consiste en evaluar cada uno de los factores que intervienen y conocer en qué medida afecta más uno sobre otro, pero ¿Cuál es el perfil de riesgo en la enfermedad de Parkinson?

Esto es precisamente lo que ha tratado de averiguarse desde el Departamento de Sistemas Médicos, Universidad de Roma Tor Vergata, conjuntamente con el I.R.C.C.S. Fundación Santa Lucía (Italia) [27].

En el estudio participaron 600 adultos mayores de 40 años, la mitad de ellos diagnosticados con la enfermedad de Parkinson, siendo el 49,5% mujeres, equiparándose los grupos en edad, género y población en la que viven.

Los participantes pasaron por una entrevista donde se les preguntaba sobre datos sociodemográficos, empleo, antecedentes familiares de la enfermedad de Parkinson, exposición a tóxicos, consumo de tabaco o alcohol.

Además se realizó un control de plasma sanguíneo a través del Inductively Coupled-Plasma-Mass-Spectrometry [28] aplicado a 130 de los participantes, la mitad con diagnóstico de la enfermedad de Parkinson.

Los resultados indican, que manteniendo controladas las demás variables personales y sociodemográficas, los factores que contribuyen al perfil de riesgo para la enfermedad de Parkinson son, los antecedentes familiares, la exposición a tóxicos, el consumo de alcohol y el consumo de tabaco, no resultando significativa las medidas analizadas en el plasma.

Sabiendo que cuantos más factores de riesgo se acumulen en la persona en mayor medida se incrementará la posibilidad de padecer la enfermedad de Parkinson.

Una de las limitaciones del estudio es la focalización de este, debido a que ha querido controlar gran número de variables, lo que hace que sus resultados no puedan ser extrapolables a otras poblaciones.

A pesar de lo cual, contar con un perfil de la población de riesgo permite establecer planes de prevención al respecto, de forma que aquellos que sean más sensibles a padecer la enfermedad de Parkinson puedan ser supervisados, sobre todo cuando lleguen a una edad de máximo riesgo para poder realizar una detección temprana.

Igualmente, y en la medida que se desarrollen técnicas al respecto, se podrán establecer programas de prevención de la enfermedad de Parkinson, al incorporar técnicas orientadas a este fin entre la población más sensible a padecer esta enfermedad, de forma que se logre retrasar la aparición de esta.

Según este estudio la persona con un mayor riesgo de padecer la enfermedad de Parkinson es aquella que tiene antecedentes familiares de la enfermedad, que durante su vida ha sido expuesta a tóxicos, que fuma y bebe alcohol habitualmente.

Con respecto a los "pesos" de estos factores, el estudio muestra mayores diferencias entre los grupos de pacientes con la enfermedad de Parkinson y los controles, en la variable de heredabilidad y en el consumo de tabaco, seguido de la exposición a tóxicos, siendo menos significativo el consumo de alcohol.

Una mayor conciencia sobre estos factores que facilitan la aparición de la enfermedad de Parkinson también ayuda a que las personas con antecedentes familiares de esta enfermedad, comprendan que sus posibilidades de padecerlo aumentan si consumen tabaco o alcohol; pudiéndose centrar la prevención en estos dos factores, ya que el factor de la toxicidad es más difícil de controlar.

"De momento, las pruebas de análisis de sangre no llegan a ser concluyentes para un diagnóstico precoz.

Normalmente los resultados de análisis de sangre en personas con la enfermedad de Parkinson ofrecen resultados similares a los de una persona sin esta patología.

Existe una prueba de este tipo que se utiliza principalmente para el estudio de la probabilidad hereditaria de desarrollar la enfermedad en personas con antecedentes familiares que la han padecido, pero en ninguno de estos casos estas pruebas arrojan información decisiva sobre la expresión o no de la enfermedad, puesto que estaría relacionado con muchos otros factores de predisposición." Marian Carvajal Paje, F.E.P.

Son muchas las causas que se influyen en la enfermedad de Parkinson, sabiendo que cuando se presentan los primeros temblores, el paciente puede estar sufriendo esta enfermedad desde hace años.

Los síntomas iniciales a diferencia de lo que se piensa no son los movimientos, si no los relacionados con los cambios de humor, pudiéndose presentar depresiones, así como alteraciones del sueño.

A pesar de los avances en el conocimiento sobre la enfermedad de Parkinson todavía no se tiene claro por qué afecta a unas personas y no a otras, aunque hay algunas causas como pesticidas que explicarían la mayor presencia de esta enfermedad en poblaciones rurales frente a las urbanas; lo que indicaría que variables sociodemográficas podrían estar implicadas y por tanto se podrían incluso llegar a intervenir como medio preventivo.

Entre las variables sociodemográficas más importantes en otras enfermedades está el nivel económico, la composición de número de miembros de la familia e incluso el nivel educativo, pero ¿Está relacionada la enfermedad de Parkinson con el nivel educativo?

Esto es lo que se trató de averiguar desde la Universidad Federal de Río Grande del Sur, la Clínica de Porto Alegre y la Universidad Federal de Ciencias de la Salud de Porto Alegre (Brasil) [29].

En el estudio participaron 45 pacientes diagnosticados con la enfermedad de Parkinson siguiendo los criterios de Hoehn y Yahr Scale [10] sobre el grado de la enfermedad.

En vez de fijarse como criterio de distinción el nivel de temblor o la aparición de otros síntomas, el estudio ha analizado la capacidad de comunicación verbal y no verbal, cuyo impedimento se denomina apraxia.

La apraxia no verbal fue evaluada a través del cuestionario estandarizado denominado Speech Apraxia Assessment Protocol [30]mientras que la apraxia verbal fue evaluada mediante pruebas de adición, sustracción, repetición u omisión de listas de palabras que leía el profesional de la salud.

Además del desempeño con respecto a la apraxia se evaluaron diversas variables sociodemográficas, como la edad, el nivel educativo, o el tiempo que llevaba la persona sufriendo la enfermedad.

Los resultados muestran que ya desde las primeras etapas de la enfermedad se va a padecer una apraxia verbal, es decir, se van a observar problemas en el lenguaje, presentando esfuerzo por pronunciar, una elevación del tono de voz, repetición involuntaria de palabras, vacilaciones y alteraciones en la estructura de las frases.

Sobre las variables sociodemográficas, únicamente resultó significativa la relación entre el nivel educativo con respecto a la apraxia verbal, es decir, aquellos que tenían un mayor nivel educativo mostraban menores problemas de apraxia verbal, a diferencia de los pacientes con la enfermedad de Parkinson con un menor nivel educativo.

Entre las limitaciones del estudio comentar el escaso número de participantes, y que se centra en una población con una idiosincrasia propia por lo que estos resultados deben de ser comprobados con un mayor número de personas y en otras poblaciones, antes de poder extraer conclusiones al respecto.

Hay que tener en cuenta que el análisis se realiza sobre unas habilidades que mejoran con la educación, por lo que parecen coherentes los resultados obtenidos, en cuanto a que, quienes mejores niveles de desarrollo lingüístico tengan, más tiempo pasará antes de perder esa función.

A pesar de lo anterior, una buena estrategia de intervención en pacientes con la enfermedad de Parkinson sería a la hora de reforzar las habilidades lingüísticas mediante cursos de reciclaje e incluso de formación, para intentar de esta forma compensar la pérdida que va a provocar la enfermedad.

Sabiendo que aquellos que han tenido la oportunidad de formarse y estudiar, y la han aprovechado, van a tener una mayor protección a la hora de la aparición de los síntomas de la apraxia verbal cuando se sufre la enfermedad de Parkinson, frente a los que no lo han hecho.

Algo que es fundamental en cuanto al nivel de independencia y la calidad de vida del paciente, el poderse comunicar adecuadamente con los demás, de forma que pueda transmitir sus necesidades y demandas.

Circunstancia que se tendría que trabajar una vez detectada la enfermedad para darle el mayor tiempo posible de independencia al paciente con la enfermedad de Parkinson y con ello, facilitar el duro tránsito por la enfermedad.

"No, aunque se trate de una enfermedad neurodegenerativa, la E.P. no es una enfermedad mortal en sí misma.

La expectativa de vida promedio de un paciente con la enfermedad de Parkinson generalmente es la misma que las personas que no la padecen.

La calidad de vida del afectado dependerá en todo caso de factores predisposicionales, genéticos, familiares, sociales, nutricionales..." Marian Carvajal Paje, F.E.P.

Cabe indicar que uno de los factores más sorprendentes en algunas enfermedades son las diferencias halladas en la incidencia en función de que se viva en las urbes o en ambientes rurales, en cambio en otras enfermedades no se hallan, teniendo en cuenta que existen evidentes diferencias entre vivir en el campo o hacerlo en las urbes, empezando por el modo de vida más tranquilo de los primeros, con una mayor calidad de vida en muchos casos, especialmente recomendable para los problemas asociados con el estrés y la contaminación.

Pero el ambiente rural también tiene desventajas, como el menor acceso a la atención sanitaria especializada y a los últimos tratamientos cuando aparece la enfermedad.

De ahí que ante determinadas enfermedades se recomienden vivir en el campo por sus beneficios sobre la salud, mientras que ante otras se recomienda todo lo contrario, estar lo más cerca de los centros hospitalarios especializados donde poder ser atendido lo mejor posible, pero ¿Tiene incidencia para la enfermedad de Parkinson el vivir en el campo?

Esto es precisamente lo que se ha investigado desde la Universidad de Ben Gurion junto con la Universidad de Tel Aviv y el Centro Médico Universitario de Soroka (Israel) [31].

En el estudio se contempló a toda la población rural de una localidad, que tenía como referente un hospital próximo, extrayéndose de ahí toda la información relativa al número de pacientes afectados con la enfermedad de Parkinson, así como sus datos demográficos y la medicación que recibían, todo ello analizado desde el 2000 hasta el 2012.

Con posterioridad se realizaron extrapolaciones matemáticas, con las que comparar el número de afectados en esa localidad rural, comparado con el de diagnosticados con la enfermedad de Parkinson en una ciudad próxima a dicha localidad.

El perfil del paciente con la enfermedad de Parkinson resultó ser una persona con una edad media de 73 años, en un 79% casados, siendo el 47% de los casos mujeres

Los resultados muestran una elevada incidencia de casos de la enfermedad de Parkinson en los ambientes rurales en comparación con los de la ciudad próxima.

Diferencias que también se observa en la evolución de la incidencia a lo largo de los años, donde ha permanecido casi sin cambios en la ciudad (con una ratio de 0.28 en el 2000 a 0.33 en el 2012), mientras que en los 12 años de estudio en el campo se ha acelerado considerablemente el número de casos de la enfermedad de Parkinson entre su población (con una ratio de 0.87 en el 2000 a 1.20 en el 2012).

Hay que tener en cuenta que el estudio se circunscribe a una población rural con la idiosincrasia de esta, por lo que se requiere de investigación en otras poblaciones antes de poder establecer conclusiones al respecto.

A pesar de lo anterior, los autores del estudio señalan que sus resultados no son nuevos, ya que se han encontrado con anterioridad, y ha sido asociado especialmente al uso de pesticidas por parte de las personas que vivían en el campo, siendo este un factor desencadenante de la enfermedad de Parkinson.

Aspecto que, aunque pudiese ser la causa explicativa no ha sido investigado en este estudio, ni qué tipo de pesticida, ni en qué cantidad es tóxico, datos fundamentales para poder establecer esa relación directa entre el uso de pesticidas y la aparición de la enfermedad de Parkinson.

De confirmarse con nueva investigación que se da esta relación, habría que establecerse normativas legislativas adecuadas al respecto donde se fijen medidas de seguridad y salud en el trabajo oportunas, para prevenir que los trabajadores del campo se vean expuestos a sustancias tóxicas que puedan poner en riesgo tanto su salud presente, como futura, medidas de prevención encaminadas a la reducción de la posibilidad de que padezcan una enfermedad tan grave como es la enfermedad de Parkinson.

Al respecto comparto entrevista realizada al Dr. Cesar Rengifo, Médico Toxicólogo en el Servicio Médico de la Cooperativa de Servicios Múltiples, Venezuela.

- ¿Tiene incidencia para la enfermedad de Parkinson vivir en el campo?

Pienso que hay una relación directa entre la exposición al cobre como fungicida (que le dan poca importancia) y el aumento de Parkinson en población de regiones agrícolas [32].

Investigadores de la North Carolina State University han descubierto la manera como el cobre induce disfunciones de la proteína asociada con la enfermedad...

Estos fungicidas son de uso tan común que prácticamente en toda la industria de frutales y legumbres lo usan. Y no solo entran en la cadena alimentaria por consumo directo sino por contaminación de nuestros sistemas de agua potable. También hay otros metales involucrados como el Aluminio [33].

- Cuando existe una intoxicación alimenticia durante años, ¿Hay tratamiento?, por ejemplo en el caso de la enfermedad de Parkinson, ¿Se mejora tratando el origen de la intoxicación o los efectos son permanentes?

Hay un punto de inflexión donde si se detiene la ingesta del tóxico hay una reversión total del cuadro clínico, pero si no, hay cambios adaptativos permanentes que no son reversibles.

Esto se da cuando el tóxico se acumula en el organismo, como por ejemplo toxinas, caso común la Aflatoxina del trigo o sorgo que termina dañando el hígado. En cambio, en casos donde no se acumula como el gluten una vez retirado de la dieta se revierte el cuadro totalmente.

- ¿Hay alguna forma de prevenir los efectos negativos sobre la salud de las sustancias provenientes de la alimentación?

No porque son muy variadas desde aditivos químicos deliberados en los alimentos procesados, pasando por toxinas naturales producto de la forma de cosechar moderna, hasta proteínas de ciertos alimentos que nos intoxican en circunstancias particulares como el Gluten en Autismo con DIsbiosis o Celiaco.

A pesar de que la principal preocupación del paciente cuando recibe el diagnóstico de la enfermedad de Parkinson es principalmente sobre la evolución de la sintomatología de los movimientos musculares, tanto en cuanto a temblor se refiere como a la rigidez muscular.

Quizás sean estos los síntomas más evidentes, y temidos de esta enfermedad, pero no son los únicos que van a ir sufriendo poco a poco los pacientes a medida que avanza la enfermedad, así es frecuente padecer bradicinesia, que se traduce en una lentitud motora, sobre todo visible a la hora de caminar, pero también se va a sufrir inestabilidad, problemas al tragar o estreñimiento en fases avanzadas de la enfermedad, pero ¿Qué factores influyen negativamente en la enfermedad de Parkinson?

Esto es precisamente lo que se ha tratado de investigar desde la Universidad de Cambridge junto con la Universidad de Newcastle (Inglaterra) y la Universidad de Griffith (Australia) [34].

En el estudio participaron 226 pacientes que habían recibido recientemente el diagnóstico de la enfermedad de Parkinson, además de 99 sin dicha enfermedad que actuó como grupo control

A todos ellos se les administró una escala estandarizada para evaluar las capacidades cognitivas a través del Mini-Mental State Examination [12] y el Montreal Cognitive Assessment [35]; la calidad de vida del participante a través del Parkinson's Disease Questionnaire-39 [36]; para conocer la presencia de sintomatología depresiva se empleó el Geriatric Depression Score-15 [37] e igualmente se llevó a cabo un análisis exploratorio de síntomas clínicos y neuropsiquiátricos a través del Cognitive Drug Research [38] y el Cambridge Neuropsychological Test Automated Battery [39].

Los resultados muestran que existe una importante pérdida en los distintos índices evaluados al comparar entre los pacientes con la enfermedad de Parkinson en sus fases iniciales frente al grupo control, mostrando que el paciente además debe de enfrentarse a una serie de contratiempos añadidos a las propias de la enfermedad de Parkinson.

Igualmente, los datos indican que los pacientes con la enfermedad de Parkinson obtienen significativamente peores resultados en cuanto a calidad de vida, mostrando una mayor incidencia de trastornos de depresión mayor.

Si bien hasta ahora se han comentado los efectos de la enfermedad del Parkinson mediante temblores y dificultades en el andar o en el habla, hay que indicar que estos síntomas suelen encontrarse en las primeras fases de la enfermedad, la cual a medida que avanza va haciendo al paciente cada vez más dependiente requiriendo de una mayor atención especializada.

La enfermedad de Parkinson cuando se encuentra en una fase avanzada es rápidamente reconocible por los temblores característicos, aunque hay que recordar que no todos los temblores que pueda experimentar una persona van a indicar que se padece una enfermedad de Parkinson.

Pero no es el único síntoma que se experimenta durante la enfermedad, ya que además va a ir acompañado de problemas del sueño, pérdida de la capacidad olfativa, dificultad para caminar o moverse, cambio de hábitos como al hablar o al escribir, o rigidez en la expresión de emociones.

Estos síntomas van a ir siendo cada vez más fácilmente detectables a medida que va avanzando la enfermedad, y agravándose los que ya existen, lo que va a tener un efecto directo sobre la calidad de vida del paciente, ya que cada vez va a ser más dependiente y va a requerir de un cuidado casi constante.

Muchas son los cambios observables, aunque hay otros de ámbito psicológico no tan evidentes, como la presencia de cambios del estado de ánimo, con predominancia de la depresión, e incluso puede presentarse en las fases más avanzadas lo que se denomina demencia de Párkinson, donde van a producirse una serie de fallos de memoria, además de afectar al razonamiento, el lenguaje y a la manera de comportarse socialmente, todo lo cual no hace sino agravar la calidad de vida del paciente.

Por su parte el C.I.E.-10 [3] señala cómo el diagnóstico de la enfermedad de Parkinson puede complicarse con la aparición de la Demencia, denominándose Demencia en la enfermedad de Parkinson, para lo cual se han de descartar las alteraciones cognoscitivas atribuibles al tratamiento farmacológico antiparkinsoniana.

Como vemos es fundamental el avance del conocimiento científico ya que ello permite dar una mejor respuesta al paciente en cuanto al diagnóstico temprano y la búsqueda de un mejor tratamiento se refiere, pero ¿hasta qué punto se investiga sobre la enfermedad de Parkinson?

Esto es lo que trata de averiguarse desde la Universidad Federal de Río de Janeiro y el Instituto Nacional de la Propiedad Industrial (Brasil) [40].

Se trata de un estudio de revisión bibliográfico, donde se analiza la procedencia de las investigaciones sobre la enfermedad de Parkinson a lo largo del mundo, en concreto sobre los estudios realizados con fármacos, en busca de la cura de la enfermedad.

El análisis ha sido realizado con las publicaciones entre 1995 y 2012, separando los resultados en función de la primera institución y el país de procedencia del primer autor que firma dicho artículo, que se considera el jefe o coordinador del proyecto de investigación.

Los autores constatan un interés creciente de grupos de investigación en esta temática, tal y como lo refleja la evolución de las publicaciones al respecto, desde las 20 por año en 1995 a 120 en los últimos años de estudio.

Los resultados implican que los Estados Unidos (1ª) es donde más se invierte en investigación para el tratamiento de la enfermedad de Parkinson, seguido muy por detrás de Inglaterra (2ª) y Japón (3ª). Entre los países europeos, Italia (4ª), Alemania (5ª), España (7ª), Francia (8ª posición).

En el caso de Iberoamérica hay que esperar hasta la 14ª posición, en el caso de Brasil.

Siendo las tres primeras instituciones más implicadas con esta investigación por este orden, la Universidad de Harvard, la Universidad de Los Ángeles y la Universidad de Yale (EE. UU.).

Una de las limitaciones del estudio, es que su análisis se centra únicamente en las publicaciones realizadas sobre las investigaciones del tratamiento de la enfermedad de Parkinson basadas en la farmacología, dejando fuera aquellas otras aportaciones científicas relativas a tratamientos neuropsicológicos, que tan buenos resultados han proporcionado hasta la fecha, y que se consideran tanto o más importante a la hora de enfrentar y afrontar esta enfermedad.

Igualmente, deja fuera del análisis todos los estudios relativos a descubrir el origen de la enfermedad y su evolución, así como los relativos al padecimiento psicológico de pacientes y familiares, aspecto fundamental, si tenemos en cuenta que se trata de una enfermedad de la que actualmente no existe cura, aunque sí tratamiento.

El haber seleccionado el país de procedencia del primer autor como índice para conocer quién invierte más en la búsqueda del tratamiento de la enfermedad de Parkinson, impide conocer a ciencia cierta la implicación de los países en realidad, ya que actualmente, gran parte de estos estudios suelen realizarse con la cooperación de distintas instituciones a lo largo del mundo, por lo que, si se tuviesen en cuenta, es de esperar que este ranking de países cambiaría sustancialmente.

Por último, hay que indicar que el artículo resalta la importancia de la inversión en investigación, como forma de ofrecer una alternativa a los pacientes con la enfermedad de Parkinson, fundamental tanto para la lucha contra el avance de la enfermedad, como para ofrecerles durante el mayor tiempo posible una adecuada calidad de vida, tratando de preservar su autonomía personal por más tiempo.

"Actualmente los estudios con células madre están en fase test. La experimentación se realiza principalmente en los centros de investigación con ratones y si bien es cierto que se han conseguido algunos resultados esperanzadores, de momento todo parece apuntar a que vamos a tener que seguir esperando a que surjan resultados realmente importantes y aplicados a seres humanos.

La última investigación realizada en Japón ha sido bastante polémica, de tal manera que no se ha podido realmente conocer la fiabilidad de los resultados obtenidos.

Es necesario seguir apostando por la investigación puesto que solamente a través de ella será posible encontrar terapias mejoradas y dar con las claves de la aparición de esta patología." Marian Carvajal Paje, F.E.P.

Un ejemplo de investigación sobre la enfermedad de Parkinson lo encontramos en el grupo de investigación "Bioinformatics and High Performance Computing" cuyo investigador principal, el Dr. Horacio Pérez-Sánchez contesta unas preguntas sobre la labor que realizan

- ¿Qué es el grupo BIO.-H.P.C. y cómo surgió?

Es un grupo de investigación multidisciplinar (química, matemática, física, informática, biología) surgido en mayo de 2013 en la UCAM

- ¿Cuáles son las líneas principales de investigación del grupo BIO.-H.P.C.?

- *Química computacional*

- *Computación de alto rendimiento*

- *Aplicación de las técnicas bioinformáticas a problemas de relevancia biomédica*

- ¿Qué se está investigando con respecto a la enfermedad de Parkinson en el grupo BIO.-H.P.C.?

En colaboración con una Universidad de Irán (Irán), se ha visto como el cuminaldehido podría bloquear parte del progreso del Párkinson. Además, estamos colaborando con la Universidad de Múnich (Alemania) en otro proyecto relacionado con la enfermedad de Parkinson, del que no podemos desvelar más información, por motivos de confidencialidad.

- ¿Este nuevo fármaco para la enfermedad de Parkinson está orientado a combatir su sintomatología o el avance de la enfermedad?

En nuestro caso, no se puede hablar de un fármaco, sino de un compuesto que presenta actividad frente al avance de la enfermedad. Estamos realizando más estudios en la misma línea y esperamos que nuestras contribuciones sirvan a la comunidad científica para que algún día se obtenga un fármaco que bloquee el desarrollo del Párkinson de manera eficiente.

- ¿Para cuándo se inician las pruebas clínicas de este fármaco contra la enfermedad de Parkinson?

Nosotros nos dedicamos al desarrollo de compuestos en fases previas a la clínica, pero esperamos que otros investigadores se basen en nuestros resultados para llevarlos a la fase clínica.

"En la actualidad no existe ningún tipo de medicación, terapia o intervención que haya podido revertir los síntomas aparecidos en la enfermedad o bien curarla por completo.

Por esta razón, actualmente las investigaciones siguen orientándose hacia la prevención de la enfermedad y al descubrimiento de nuevos tratamientos cada vez más efectivos y con menores efectos secundarios, que puedan aportar mayor calidad de vida a los afectados y sus familias." Marian Carvajal Paje, F.E.P.

A pesar de lo anterior los autores de un estudio realizado por la Universidad de Leicester (Inglaterra) [41] afirman que han dado un paso decisivo contra las enfermedades neurodegenerativas como el Alzheimer o el Párkinson.

El equipo de investigación encontró hace tiempo que las células neuronales morían precipitadamente al acumularse una determinada proteína, a partir de ahí han diseñado una nueva "droga" que bloquea dicha proteína, proporcionando mayor vida a las neuronas.

Aunque la investigación que todavía se encuentra en fase de experimentación con animales, ha mostrado resultados positivos a nivel neuronal, aunque con ciertos efectos secundarios al dañar el páncreas, debido a la toxicidad de la droga.

Todo ello abre una puerta a la esperanza ante unas enfermedades para las que hasta ahora existían limitadas opciones a nivel farmacológico, siendo en todo caso necesario la reeducación funcional de las capacidades "perdidas" por parte de los pacientes, de forma que se puedan compensar las habilidades afectadas con nuevas estrategias.

Aunque se trata de un avance incipiente, del que todavía hay que esperar un largo camino de experimentación antes de convertirse en un fármaco disponible para pacientes afectados por la enfermedad de Parkinson.

Diagnóstico de la enfermedad de Parkinson

Una de las mayores preocupaciones de los profesionales de la salud es conocer cómo se va a producir el avance de la enfermedad de Parkinson, la cual al tratarse de una enfermedad neurodegenerativa va a verse agravada por el mero paso del tiempo, al respecto se han desarrollado varias escalas métricas para saber en qué estadio se hallan.

Aunque en la enfermedad de Parkinson existen síntomas evidentes como los temblores, estos deben ser evaluados para conocer en qué fase de la enfermedad se encuentran los pacientes.

De hecho, algunos profesionales en ocasiones ponen en duda la necesidad de la evaluación de los aspectos emocionales o de la percepción de la autonomía, pero ¿Son fiables las evaluaciones de la enfermedad de Parkinson?

Esto es precisamente lo que se ha tratado de averiguar con un estudio realizado conjuntamente por diversos centros de investigación de Argentina, Colombia, Chile, Cuba, Ecuador, España, Inglaterra y México cuyos resultados han sido publicados en la revista científica Parkinson's Disease [42].

En el estudio participaron 384 adultos con edades comprendidas entre los 22 a 91 años, diagnosticados con la enfermedad de Parkinson y sin otras psicopatologías asociadas, de los cuales el 44,5% eran mujeres.

A todos ellos se les pasaron cuatro pruebas Hoehn y Yahr Scale [10]; Clinical Impression of Severity Index for Parkinson's Disease [43]; Clinical Global Impression-Severity [44]; Patient Global Impression-Severity [45]; Schwab and England Scale [46] y el Barthel Index [47] para evaluar el nivel de independencia personal; Hospital Anxiety and Depression Scale [48] para evaluar el estado emocional predominante en el paciente; E.Q-5D.-3L [49] para evaluar el nivel global de salud clínica y económica; y el Parkinson's Disease Questionnaire-39 [36] sobre la presencia de síntomas de la enfermedad de Parkinson.

Los resultados informan sobre relaciones del 0.60 entre los resultados de las pruebas de Hoehn y Yahr Scale y el Patient Global Impression-Severity; y de un 0.91 entre el Clinical Global Impression-Severity, el Patient Global Impression-Severity y el Clinical Impression of Severity Index for Parkinson's Disease que correlacionan con la presencia de síntomas depresivos y de ansiedad.

A pesar de los datos ello no permite escoger una sola de las pruebas anteriores ya que evalúan aspectos diferentes de la evolución y gravedad de la enfermedad de Parkinson.

Así los resultados muestran cómo los procedimientos estandarizados actuales son correctos, y la evaluación de la sintomatología debe acompañarse de la evaluación de las vivencias emocionales y de la independencia percibida por el paciente.

De entre las diversas escalas y test disponibles anteriormente mencionadas, la más usada suele ser la escala de Estadios de Hoehn y Yahr Scale [10], a través de esta se puede clasificar a los pacientes en cinco fases según su sintomatología, a cada cual más grave que la anterior, de forma que en la primera se muestran síntomas leves como temblor en alguna extremidad o cambios posturales o de la marcha; mientras que en la quinta y última fase el paciente sufre con el máximo rigor los síntomas de la enfermedad de Parkinson como son la invalidez total, sin que pueda mantenerse en pie ni andar, con una total dependencia de una persona para hacerle todo.

"La E.P. es una enfermedad crónica, no mortal pero sí de carácter progresivo, es decir, los síntomas empeoran con la evolución de la enfermedad y su curso suele ser gradual, afectándose típicamente al comienzo de la enfermedad solo un lado del cuerpo y pudiéndose extender a los dos lados, en la mayoría de los casos ocasionando dificultades en las actividades diarias de la persona y siendo necesario la ayuda de un familiar o cuidador." Marian Carvajal Paje, F. E. P.

Así y empleando la escala de Hoehn y Yahr Scale [10] se puede clasificar la gravedad de la presencia de sintomatología en la enfermedad de Parkinson en:

En Fase 0, en donde no es evidente que haya síntomas visibles del padecimiento

En la Fase 1 con temblor distal (en alguna extremidad), asociado a un solo lado.

En la Fase 2 se produce temblor asociado a ambos lados, lo que se suele "compensar" por parte del paciente con cambios posturales y de la marcha.

En la Fase 3 se va a presentar enlentecimiento psicomotor, en donde se empieza a ver entorpecida la marcha con problemas de equilibrio.

En la Fase 4 se presentan dificultades para mantenerse en pie sin ayuda, y rigidez muscular.

Por último, en la Fase 5, que es la más grave, la afectación del paciente es tal que es incapaz de mantenerse en pie.

Teniendo en cuenta que el paso de una fase a otra no sólo consiste en un agravamiento de los síntomas, sino en la presencia de nuevos que con anterioridad no se habían presentado, hasta llevar a la persona a la pérdida de la independencia y el deterioro de la calidad de vida.

"Desde que los primeros síntomas se expresan hasta que el párkinson es diagnosticado suelen agravarse estos síntomas, ya que la propia evolución de la enfermedad sigue su curso y en unos casos esta progresión supone un rápido empeoramiento de las funciones globales de la persona.

Con la escala H. & Y. se valora la sintomatología en la que se describe la evolución de la enfermedad en cinco estadios, según la gravedad de los síntomas, el deterioro general del paciente y el grado de autonomía conservado, siendo la progresión de mayor autonomía y menor afectación, a mayor deterioro generalizado y menor autonomía, con necesidad de cuidados diarios por parte de otras personas." Marian Carvajal Paje, F.P.E.

Pero si bien es importante conocer en qué fase se encuentra el paciente, también lo es descubrir cómo de rápido va a irse produciendo dicho deterioro, aspecto analizado por un grupo de investigadores de la Universidad de Sídney junto con la Universidad de Nueva Gales del Sur (Australia) [50].

En el estudio participaron 209 pacientes con una edad media de 66 años, diagnosticados con la enfermedad de Parkinson según los criterios del United Kingdom Parkinson's Disease Society Brain Bank, clasificados entre las fases 1 a 3 según la escala de Hoehn y Yahr Scale [10], esto es, entre las etapas leve y moderada de la enfermedad.

Igualmente, un neurólogo les evaluó empleando la escala estandarizada M.D.S. Task Force Unified Parkinson's Disease Rating Scale [51], además de entrevistarles uno a uno para conocer qué tipo de tratamiento estaban recibiendo en ese momento.

Todos tuvieron que pasar por pruebas para evaluar la capacidad cognitiva para ello se empleó el National Adult Reading Test para evaluar la capacidad lectora; el Mini-Mental State Examination [12] para evaluar la inteligencia; el Trail Making Test A y B para evaluar la atención, el procesamiento visomotor y el ejecutivo central; el Digit Span subtest from the Wechsler Adult Intelligence Scale-III para evaluar la memoria de trabajo; el Logical Memory I y II para evaluar la memoria en general; el Controlled Oral Word Association Test Phonemic Fluency para evaluar la función ejecutiva y el Controlled Oral Word Association Test Semantic Fluency para evaluar el lenguaje.

También se les administró un cuestionario de autoevaluación sobre la calidad de vida percibida a través del cuestionario Parkinson's Disease Questionnaire-39 [36]; la calidad del sueño a través de la escala Scales for

Outcomes in PD-Sleep y la calidad en el caminar a través del cuestionario Freezing of Gait Questionnaire.

Los resultados muestran que basándose en la sintomatología evaluada mediante pruebas estandarizadas y comparándolo con los resultados de la escala de Estadios de Hoehn y Yahr Scale [10] se pueden establecer nuevas clasificaciones de los pacientes en función del avance que tendrá la enfermedad de Parkinson, así se establecen cuatro grupos:

- La enfermedad aparece de manera temprana lo que afectaba al 45% de los pacientes.

- La sintomatología está dominada por los temblores lo que afectaba al 12% de los pacientes.

- La sintomatología no está dominado por los temblores lo que afectaba al 23% de los pacientes.

- La enfermedad avanza rápidamente lo que afectaba al 21% de los pacientes.

Aunque los resultados parecen claros debido al alto número de participantes y de pruebas empleadas, todavía no se puede concluir sobre la evolución de la enfermedad de Parkinson en función de la medida en un solo momento.

Sólo en el caso de que este estudio se repita con los mismos participantes pasados 3 o 5 años, se puede comprobar si efectivamente se produce el avance predicho.

Si al final resulta esta nueva clasificación corroborada por nuevos resultados, se abre una vía de trabajo con los pacientes, sabiendo cuáles de ellos van a requerir de una mayor atención, debido a que su avance va a ser más rápido que con el resto.

Algo que también ayudará en sobremanera a los familiares, para saber qué está sucediéndole al paciente, para que se puedan adaptar a la velocidad de sus cambios según esta nueva clasificación.

Hay que tener en cuenta que una de las mayores dificultades a la hora de diagnosticar la enfermedad de Parkinson es distinguirlo de otras patologías que muestran síntomas positivos similares.

Ya que no sólo va a poder llegar a tener un diagnóstico diferente, sino incluso el tratamiento que ha de seguir el paciente puede ser totalmente distinto y contraindicado a otros padecimientos.

Por lo tanto, la sintomatología tanto activa, es decir aquella que se puede ver y medir con una capacidad, aquella que no está presente pero que, si debía de producirse, es suficiente indicativo para una primera aproximación, pero en algunos casos no es todo lo determinante que se requiere.

Otros trastornos neurodegenerativos, o de otro tipo como el producido por accidentes cerebrovasculares, o por la intoxicación de algunas sustancias, tambIén producen temblores en las extremidades, o dificultades en el andar.

Es por ello por lo que se requiere de nuevas técnicas que faciliten el diagnóstico y con ello poder establecer un tratamiento adecuado a cada caso, pero ¿Se puede diagnosticar la enfermedad del Parkinson en función de la piel?

Esto es precisamente lo que se ha tratado de averiguar conjuntamente desde la Facultad de Medicina de la Universidad de Hirosaki, junto con el Hospital Ohta Nishinouchi y el Hospital Central de la prefectura de Aomori (Japón) [52].

En este estudio participaron 51 pacientes con una edad media próxima a los 65 años, de los cuales 26 estaban diagnosticados con la enfermedad de Parkinson, mientras que otros 13 sufrían atrofias musculares no debidas a la enfermedad de Parkinson, equiparados en función de sus características socio demográficas.

A los pacientes con la enfermedad de Parkinson a pesar de contar con el diagnóstico oportuno, se les volvió a evaluar con el test estandarizado U.P.D.R.S. [53] para comprobar su destreza motora.

A todos los participantes se les extrajo una muestra de piel para tratar de comprobar si es posible determinar a qué grupo pertenecía cada uno simplemente observando dicha muestra.

Dos son las técnicas empleadas para determinar si existen evidencias en cuanto a la piel para el diagnóstico diferencial de la enfermedad de Parkinson.

La doble inmunofluorescencia, método que revela depósitos anormales de alfa-sinucleína en las fibras nerviosas de los pacientes, no permitió realizar la distinción correctamente. Esta proteína sináptica se encuentra en la demencia de los cuerpos de Lewy y en la enfermedad de Parkinson.

En cambio, el análisis microscópico intraepidermal para la densidad de las fibras nerviosas mostraron resultados significativamente diferentes entre los que padecen la enfermedad de Parkinson y el grupo control que mostraba sintomatología motora no asociada a la enfermedad de Parkinson.

Por lo tanto, los autores descartan la primera técnica como válida para el diagnóstico diferencial, mientras recomiendan la segunda para poder realizar esta labor tan importante. Aunque los resultados son claros en cuanto al objetivo de diferenciar entre distintas patologías, el uso exclusivo de un grupo control con sintomatología dispersa, impide realizar un análisis más fino entre cada una de las otras patologías que pueden conllevar síntomas motores.

Igualmente hay que indicar que se trata de un estudio con un número poblacional bastante limitado, por lo que habrá que realizar nuevas investigaciones en donde se incluya un mayor número de pacientes para poder dar por válida estas conclusiones.

Por último, hay que señalar que el padecimiento de los pacientes que han pertenecido al grupo con la enfermedad de Parkinson llegaba como media casi 6 años padeciendo dicha enfermedad, mientras que los del grupo control, con sintomatología parecida, únicamente llevaban 3 años padeciéndolo.

Un aspecto que puede estar jugando en contra de los resultados mostrados ya que el diagnóstico puede estar basado no tanto en elementos diferenciales, como en el tiempo en que la enfermedad está haciendo mella en la salud, es por lo que se recomienda que en nuevos estudios se empleen grupos de controles más precisos y homogéneos.

A pesar de todo lo anterior, sin duda es un gran avance, que, con un simple análisis de piel, una biopsia, se pueda pensar en establecer un diagnóstico diferencial.

Todo ello, por supuesto, complementado con los resultados de las pruebas neuropsicológicas por las que ha de pasar el paciente antes de obtener el diagnóstico de la enfermedad del Parkinson.

Entrevista sobre la Federación Española de Parkinson

A continuación, transcribo la entrevista realizada a Dª. María Caridad Marín Valero, psicóloga y responsable de Formación, quien nos habla de la Federación Española de Párkinson y la labor que realizan en ella.

- ¿Qué es la Federación Española de Párkinson y cuál es su objetivo?

La F.E.P. (Federación Española de Párkinson) es una organización sin ánimo de lucro y declarada de Utilidad Pública que representa a las más de 150.000 familias que conviven con el párkinson en España y vela porque sus derechos no sean vulnerados.

El objetivo fundamental y base de nuestra filosofía de trabajo es la mejora de la calidad de vida de las personas con la enfermedad de Parkinson y la apuesta por la investigación en esta patología.

- ¿Cómo surge la Federación Española de Párkinson y cuál es la labor que realizan?

La F.E.P. nació por iniciativa de cinco organizaciones de párkinson: Asociación Párkinson Madrid, Asociación Párkinson Granada, Asociación Párkinson Valencia, Associació Catalana per el Parkinson y la Asociación

Párkinson Galicia que, en 1996, constituyeron la Federación Española de Párkinson para representar a las personas con la enfermedad de Parkinson d España y velar porque los derechos de las personas con la enfermedad de Parkinson no se vieran vulnerados.

Hoy en día, componen la F.E.P. cuarenta y cinco asociaciones regionales.

El principal objetivo de la F.E.P. y la base de nuestra filosofía de trabajo es la mejora de la calidad de vida de los afectados y sus familias.

Para cumplirlo, trabajamos desde diferentes proyectos que abarcan toda su problemática y apostamos fuertemente por la investigación en la enfermedad de Parkinson.

Nuestras áreas de trabajo son las siguientes: atención a personas con la enfermedad de Parkinson y cuidadores; proporcionar información fiable y de calidad y facilitar el acceso a formación especializada (dirigida a personas con la enfermedad de Parkinson, cuidadores y profesionales sociosanitarios); sensibilización; y fomento de la investigación en nuestra patología.

También realizamos una importante labor de relaciones institucionales, representando al colectivo ante instituciones públicas y privadas y protegiendo que los derechos de las personas con la enfermedad de Parkinson y sus familias no sean vulnerados.

Además, apoyamos y asesoramos a las asociaciones de párkinson regionales y promovemos la edición de publicaciones sobre párkinson dirigidas tanto a profesionales sociosanitarios como a personas afectadas y familiares.

- ¿Hacia quién va dedicada la labor de la Federación Española de Párkinson?

Hacia las personas con la enfermedad de Parkinson, sus cuidadores, familiares y a las asociaciones regionales.

- ¿Ofrece cursos de formación la Federación Española de Párkinson?

Sí, a finales de 2012 comenzamos a desarrollar el área de Formación de la entidad con el lanzamiento del Curso Online de Atención Integral al Enfermo de Párkinson dirigido a profesionales sociosanitarios.

Nos dimos cuenta de que había una gran falta de oferta formativa en este campo y pusimos en marcha este curso con el objeto de facilitar el acceso a información de calidad y a formación específica sobre la EP.

Las últimas ediciones de este curso han obtenido 10,1 créditos otorgados por la Comisión de Formación Continuada de las Profesiones Sanitarias y los contenidos han sido avalados por la Sociedad Española de Geriatría y Gerontología.

Está dirigido a alumnos que posean las titulaciones universitarias de Psicología Clínica, Enfermería, Fisioterapia, Logopedia, Terapia Ocupacional; y de formación profesional de Técnicos en Cuidados Auxiliares de Enfermería y Geriatría.

Hasta la fecha, hemos puesto en marcha cuatro ediciones de este curso donde hemos formado a más de un centenar de profesionales del área sociosanitaria.

Tras el lanzamiento de las primeras ediciones del curso de profesionales, comenzamos a recibir multitud de solicitudes por parte de personas con la enfermedad de Parkinson y cuidadores para poder realizarlos; por ello creamos un curso específico para ellos cuya primera edición comenzó en enero.

- ¿Realiza encuentros nacionales o provinciales durante el año?

A nivel provincial y autonómico trabajamos a través de las asociaciones federadas ya que muchas de ellas organizan encuentros regionales con las entidades de su zona.

A nivel nacional, organizamos grupos de trabajo entre profesionales de asociaciones para determinados proyectos.

En cuanto a encuentros entre personas con la enfermedad de Parkinson y cuidadores, los promovemos a través de iniciativas tales como las Vacaciones Adaptadas, un proyecto que comenzamos el año pasado y que facilita el acceso a residencias adaptadas a personas con la enfermedad de Parkinson y sus cuidadores durante periodos vacacionales.

Este año organizaremos dos encuentros en Santander en julio y en septiembre.

- ¿Cuenta la Federación Española de Párkinson con psicólogos? y en caso de ser así, ¿Cuál es su función?

Sí, en la Federación trabajamos dos psicólogas especializadas en párkinson: mi compañera Mayca Marín, que coordina el área de Formación (tanto interna como externa) de la Federación; y yo que me encuentro en el área de Atención Sociosanitaria, en concreto, en el Programa Contigo.

Hace 2 años, la Federación puso en marcha este programa que abarca dos ámbitos: por un lado, la atención y resolución de dudas sobre párkinson través de las nuevas tecnologías y el teléfono 902 113 942; y, por otro, la formación a afectados, familiares y profesionales sanitarios en hospitales y a través de los talleres impartidos en las asociaciones.

Mi trabajo se encuentra dentro de este programa, donde resuelvo dudas sobre párkinson tanto a personas afectadas, como a cuidadores, estudiantes o, incluso, a profesionales; ofrezco orientación psicológica a las personas que lo solicitan; y apoyo puntualmente a los departamentos de formación y comunicación.

Capítulo 2. Contextualizando la Pandemia

Antes de entrar en profundidad sobre el impacto del COVID-19 en los pacientes con la enfermedad de Parkinson, hay que contextualizar esta obra en el marco de una pandemia que afecta de forma global y sin precedentes en la historia moderna, que ha ido poniendo en jaque a cada uno de los sistemas sanitarios a medida que ha afectado a la población.

A pesar de ver sus consecuencias en China, donde se inició, en ocasiones, no fue hasta que no se contabilizaron los primeros casos en el propio territorio cuando los gobiernos empezaron a tomar medidas al respecto.

Una cronología que apenas se ha iniciado a principios de año y que ha ido afectando cada vez a más países, siendo los primeros casos importados, de ciudadanos provenientes de zonas afectadas, que sin saberlo han extendido el virus por todo el mundo.

Una situación frente a la que los gobiernos han tomado medidas diferentes, pero que en la mayoría de las ocasiones ha implicado el confinamiento de buena parte de la población para reducir la posibilidad de propagación del virus permaneciendo de esta forma confinados en sus domicilios en ocasiones durante meses.

La denominación del COVID-19

Uno de los problemas de los psicólogos sociales es conseguir la fidelidad de los clientes a una marca, siendo esta la que usamos para identificar a una determinada persona, producto o empresa.

Normalmente cuando pensamos en una compañía como Coca-Cola, McDonald o Ikea, lo solemos hacer con respecto a los productos que venden. Si nos fijamos en otras marcas como U.P.S., Iberia o Microsoft lo hacemos sobre los servicios que ofrecen.

Algo que va a influir decisivamente en la adquisición del producto o servicio en cuestión, ya no sólo basado en nuestro propio criterio, si no en la influencia de la opinión de los demás y de los medios de comunicación a través de la publicidad.

Igualmente, cuando pensamos en Stephen Hawking, Barack Obama o Rafael Nadal ya no lo hacemos ni en productos ni en servicios, si no por su Personal Branding o marca personal que han desarrollado gracias a sus carreras científicas, políticas o deportivas respectivamente, es decir, se van asociando aspectos emocionales a la marca, la cual puede ir ligada a una persona, empresa e incluso localidad.

Pues lo mismo pasa cuando se ha de denominar a las "desgracias", tal y como sucede a la hora de designar a los ciclones tropicales que anualmente castigan buena parte del Caribe y Norteamérica.

Según informa la Organización Mundial de Meteorología [54], estos nombres siguen unos listados preestablecidos que van rotándose, quedando en el recuerdo de muchos los efectos del huracán Katrina del 2005 o de Ike del 2008.

Luego en principio estos nombres no guardan ninguna relación con la fecha en la que se produce, la violencia o las zonas más afectadas, entre estos los hay en inglés o español (por ejemplo, Barry o Gonzalo respectivamente), masculinos o femeninos (por ejemplo, Lorenzo o Laura respectivamente), pero ¿tiene alguna incidencia en la población la denominación de los ciclones tropicales?

Esto es lo que se ha tratado de averiguar con una investigación realizada desde el Departamento de Administración y Empresas; junto con el Departamento de Psicología, del Instituto de Investigación de Comunicaciones y el Laboratorio de Investigación de Encuestas sobre la Mujer y Género de la Universidad de Illinois; junto con el Departamento de Estadística de la Universidad Estatal de Arizona (EE.UU.) [55].

En el estudio se analizaron las consecuencias climáticas de los huracanes en EE. UU. durante las últimas seis décadas diferenciándolos en función del nombre masculino y femenino, encontrando primeramente que aquellos que tenían nombres femeninos habían sido los que habían conllevado mayores efectos destructivos y de fallecimientos entre la población.

Hay que recordar que la lista de nombres está prefijada y que su asignación es consecutiva, por lo que a priori no existe ninguna relación entre el género del nombre y su violencia, por ello lo más sorprendente del estudio es que pasaron una lista de nombres de huracanes, 5 masculinos y 5 femeninos a 346 participantes, para que valorasen mediante escala tipo Likert de 1 a 7 hasta qué punto consideraban violento cada uno de los huracanes de la lista.

Los resultados muestran que los huracanes de nombres masculinos tendían a valorarse como más destructivos que los de nombre femenino, independientemente del género de los participantes.

Lo que permitió entender por qué en ocasiones ante los avisos de las autoridades se suele hacer más o menos caso en cuanto a prevención se refiere, por ejemplo, simplemente porque el nombre asignado sea masculino o femenino. En cambio, la denominación de las enfermedades en el ámbito de la salud suele indicarse con unas siglas que guardan relación con alguna característica identificativa del sitio, síntomas o consecuencias.

Así y dentro de la familia de los coronavirus han

existido con anterioridad diversos brotes como en el caso del SARS-CoV surgido en China en el 2002 cuyas siglas se corresponden al Coronavirus del Síndrome Respiratorio Agudo Grave y que hace referencia a su sintomatología; el MERS-CoV que surgió en Arabia Saudita en el 2012 y cuyas iniciales en inglés hacen referencia al Coronavirus del Síndrome Respiratorio de Oriente Medio, en donde se describe la sintomatología y la localización; y el COVID-19 surgido en el 2019 en China cuyas siglas en inglés hacen referencia a la Enfermedad del Coronavirus del 2019, sin hacer ninguna indicación a la sintomatología ni a la localidad en donde surgió.

Hay que tener en cuenta que el término de COVID-19 no ha sido el primero en emplearse para esta enfermedad, sino que ha sido un cambio introducido casi dos meses después de que surgiese el primer caso notificado a la O.M.S., lo que ha llevado a algunos a plantear que las motivaciones de modificarlo incorporando un nombre "oficial" podría haber sido realizado para evitar las consecuencias económicas negativas que conlleva asociar un tipo de enfermedad con una región o población.

De esta forma se pretendería eliminar las denominaciones de "virus de China" o "virus de Wuhan", términos que apuntan directamente al foco del origen de la infección.

Una deferencia hacia China que algunos profesionales de la salud denuncian, por no haberse tenido la misma consideración con otras poblaciones como en el caso del Coronavirus del Síndrome Respiratorio de Oriente Medio.

A pesar de que se haya dado una denominación oficial de COVID-19, la población ha seguido usando las denominaciones de Virus y especialmente Coronavirus para informarse sobre la sintomatología, medidas de prevención o extensión de la enfermedad, y aunque todavía es pronto para comprender el motivo por el que ha "fallado" la denominación oficial.

Hay que tener en cuenta que para crear una marca nueva y conseguir que se adhieran a ella se han de atender a una serie de variables, tal y como se ha analizado desde la Universidad de Taylor (Malasia) [56] con una investigación donde se ha tratado de conocer las motivaciones del éxito de determinadas marcas frente al resto, para ello se seleccionaron una lista de cincuenta productos de uso diario más vendido, de las dos principales empresas comercializadoras, para comprobar los efectos de la marca.

Después de analizar los mensajes, panfletos y publicidad que sobre esas dos marcas se difunden por los medios de comunicación y por las redes, se encontró mediante la aplicación del análisis textual y el método interpretativo, que estas marcas se sustentaban sobre dos pilares para mantener la fidelidad de sus clientes.

El primero de ellos, es la capacidad de generar emociones positivas; y el segundo fue, el de la estética de la honestidad, es decir, parecer que el producto en realidad sirve para lo que indica, manteniendo los estándares de calidad publicitados.

Con respecto a la credibilidad de la O.M.S., indicar que según la encuesta realizada por WIN/Gallup International [57], este organismo junto con UNICEF son las agencias internacionales mejor valoradas a nivel mundial mostrándose cómo el 72% de los entrevistados tenían buena opinión de estos organismos.

Por lo que se esperaría que los ciudadanos poco a poco vayan adoptando este último nombre teniendo en cuenta el desfase que se produjo entre el anuncio de su denominación oficial realizado el 11 de febrero del 2020, mientras que la preocupación a nivel mundial se inició casi un mes antes, el 20 de enero del 2020, a su vez, casi un mes después de que se reportara el primer caso el 31 de diciembre del 2019.

Sintomatología por COVID-19

A pesar de que se trata de un virus nuevo, ya se sabe bastante sobre el COVID-19, empezando por la familia a la que pertenece y las características de este Coronavirus.

Información que ha podido ser descubierta gracias a la implicación de numerosos laboratorios de investigación y universidades repartidos alrededor del mundo, y además de contar por primera vez con la secuencia genética del virus cedido en abierto por China como forma de estimular la búsqueda de una cura.

Estos dos factores han permitido que actualmente se estén realizando distintos ensayos a lo largo del mundo para tratar de conocer cómo combatir su avance y sobre todo para reducir la tasa de fallecidos.

Desde la propia O.M.S. se ofrecen respuestas sobre qué es el COVID-19, cuáles son sus síntomas, cómo se propaga, o cuál es la tasa de recuperación y de fallecimiento entre los contagiados entre otras [58].

Pero a pesar de ello hoy en día se siguen investigando diversos aspectos para lo que todavía no se tiene respuesta, sobre todo en lo relativo a un tratamiento eficaz tanto de tipo preventivo como para reducir las consecuencias de la enfermedad.

Sobre la sintomatología asociada al COVID-19 y debido a que la información va cambiando en función de que se va conociendo más sobre esta enfermedad se va a exponer lo que declara la propia O.M.S. en la sección de "Preguntas y respuestas sobre la enfermedad por coronavirus (COVID-19)" a fecha de 18 de mayo de 2020:

"Los síntomas más habituales de la COVID-19 son la fiebre, la tos seca y el cansancio.

Otros síntomas menos frecuentes que afectan a algunos pacientes son los dolores y molestias, la congestión nasal, el dolor de cabeza, la conjuntivitis, el dolor de garganta, la diarrea, la pérdida del gusto o el olfato y las erupciones cutáneas o cambios de color en los dedos de las manos o los pies" [58].

Igualmente, y con relación a cuándo solicitar atención médica debido a la sintomatología asociada al COVID-19 de la cual no se había informado en los primeros casos detectados se indica:

"Las personas de cualquier edad que tengan fiebre o tos y además respiren con dificultad, sientan dolor u opresión en el pecho o tengan dificultades para hablar o moverse deben solicitar atención médica inmediatamente" [58].

Por su parte en un artículo publicado en Nature [59] se exploran las diferentes opciones explicativas asociadas a la infección de la sangre por el COVID-19 que incluye erupciones en la piel, catéteres obstruidos, además de la muerte súbita, aunque el mecanismo que subyace está todavía por determinarse, entendiéndose que la coagulación puede estar implicada junto con la inflamación, a lo que se puede añadir las complicaciones previas o predisposiciones genéticas.

Cambios en la atención sanitaria

Muchos son los cambios que ha tenido que hacer frente la sanidad a nivel mundial, cada país implementando distintas medidas encaminadas a reforzar el sistema sanitario antes de que llegue la pandemia, cuando todavía no contaban con contagiados, o tratando de evitar el colapso del sistema cuando ya estaban sufriendo sus efectos.

Una de las medidas que mayor sorpresa generó al principio de la pandemia es al ver cómo China creó de la nada un hospital con capacidad para 1.000 pacientes, y en sólo 10 días, aspecto que se convirtió en un hito dentro de la sanidad al poner a disposición de la población tal cantidad de camas.

Si bien cada país ya sea adoptando políticas de prevención o ante la falta de camas disponibles, ha ido aumentando en los hospitales su capacidad de atención a pacientes con un mayor número de camas, en el caso de España se superó el hito de China, al montarse por parte del personal del ejército en tan sólo 48 horas un hospital de campaña con capacidad para 5.500 pacientes en las instalaciones de la Institución Ferial de Madrid.

Actuaciones como la comentada en I.F.E.M.A. se han sucedido a menor escala en distintas provincias como medida para incrementar la capacidad de atención hospitalaria y con ello evitar la quiebra del sistema que se alcanzaría cuando el número de personas que requiriesen el ingreso no pudiesen tener acceso por no haber camas disponibles.

Otras medidas de las adoptadas desde diversas comunidades autónomas fue la de ir a residencias y centros especializados a reclutar a los médicos para que trabajasen en los hospitales, e igualmente realizaron convocatorias públicas para reincorporar a jubilados, y contratar a nuevo personal entre los que aprobaron y no obtuvieron plaza de MIR, e incluso entre los que no habían terminados sus estudios, pero que estuviesen matriculados en el último curso de medicina o enfermería.

Medidas anteriores encaminadas a reforzar las plantillas con lo que dar una mejor atención hospitalaria a los pacientes con COVID-19, pero además se adoptaron otras que influyeron decisivamente en los pacientes con la enfermedad de Parkinson y fue en cuanto a la restricción de movimientos de los ciudadanos que no trabajasen en sectores esenciales.

Esto trajo consigo el cierre de los centros de día, consultas privadas e incluso se vio afectada la atención presencial que venían recibiendo los pacientes con la enfermedad de Parkinson.

Así desde la Sociedad Española de Cardiología se informa de que desde el inicio de la pandemia se ha producido una reducción de las consultas hospitalarias asociadas a problemas coronarios con disminuciones en la atención de hasta en un 20% comparado con los períodos previos a la aparición del COVID-19 [60].

Desde la Sociedad Española de Cardiología se indica que esto no implica que se haya reducido el número de problemas cardiovasculares, sino que las personas tienden a no ir al centro hospitalario por ello, por lo que el porcentaje de complicaciones asociadas a problemas coronarios se mantiene en igual proporción que antes del COVID-19.

Pero si bien se ha visto afectado el paciente al no poder acudir a su centro para la rehabilitación o al especialista para el seguimiento de la enfermedad de Parkinson, eso no quiere decir que se les haya dejado de prestar atención sanitaria.

Así esta situación inaudita ha hecho que los profesionales de la salud tengan que "reinventarse" llevando a cabo la atención por vía telemática o telefónicamente, con lo que evitar el desplazamiento de los pacientes, para lo que se ha apoyado en una de las áreas más modernas de la sanidad, la telemedicina, en donde se aprovechan los avances tecnológicos más recientes aplicándolo en la atención extrahospitalaria.

Esta área ofrece innumerables ventajas tanto para los pacientes como para los profesionales que la emplean.

Para los pacientes con la enfermedad de Parkinson porque no necesitan trasladarse al centro asistencial u hospitalario para las revisiones periódicas, ya que puede ser supervisado su progreso desde su propio domicilio.

Para los profesionales ya que les permite atender a los pacientes allá donde se encuentren, reservando las visitas o la atención presencial en los centros de salud ante casos que se compliquen.

Para esta atención únicamente se requiere de una computadora y una conexión a internet, y el empleo de programas tan popularizados como el Skype o Zoom que permite videoconferencias entre paciente y médico.

Aunque si se trata de la supervisión de la salud del paciente, este además suele requerir de algún aparato conectado a internet que envíe la información en tiempo real o cada determinado tiempo para poder realizar el seguimiento al mismo.

Algo pensado inicialmente en algunos países para las zonas rurales, donde en ocasiones la atención médica es irregular debido a las distancias, pero que rápidamente se ha extendido a las ciudades dada las grandes ventajas comentadas, pero ¿Se puede monitorear la evolución de la enfermedad de Parkinson a distancia?

Esto es precisamente lo que se ha tratado de averiguar con una investigación realizada conjuntamente desde el Instituto de Matemáticas junto con el Centro para la Industria y las Matemáticas Aplicadas de la Universidad de Oxford (Inglaterra) y el Instituto de Ciencia del Habla y el Lenguaje de la Universidad de Colorado junto con el Centro Nacional de Voz y Habla (EE.UU.) [61].

En el estudio participaron 42 pacientes diagnosticados con la enfermedad de Parkinson con una edad media de 65 años, los cuales fueron monitorizados a distancia empleando el sistema Intel At-Home Testing Device, el cual recogía información sobre la frecuencia e intensidad de los temblores, así como la lentitud motora y los problemas en el habla, además el dispositivo permitía comunicarse con su doctor a través de la voz.

El registro se realizó durante seis meses, tras los cuales se llevó a cabo un análisis matemático al respecto.

Los resultados muestran que se puede monitorizar a distancia a pacientes con la enfermedad de Parkinson con una eficacia del 95%

Aunque el sistema no es perfecto, permite una mayor independencia a los pacientes, que no tienen que estar pendientes de la visita periódica al médico.

Igualmente, el monitoreo permite conocer si se produce un empeoramiento del paciente, sin tener que esperar al día de la cita con el especialista, pudiendo intervenir de una forma más rápida y efectiva.

Es decir, la telemedicina a pesar de ser una rama de la medicina moderna sí está proporcionando grandes evidencias de su efectividad, y de cómo se superan las dificultades técnicas que inicialmente se pudiese pensar gracias al uso intensivo de los avances tecnológicos actuales.

A pesar de estos antecedentes, el uso de dicho dispositivo todavía no está popularizado, por lo que la información la recibe el médico en su "visitas virtuales" donde o bien el paciente o su familiar informan del progreso de la enfermedad, de la presencia de nuevos síntomas o del agravamiento de alguno previo.

Esto es, la tecnología está disponible, y es efectiva, pero ni los profesionales ni los pacientes suelen estar acostumbrados a emplearla, por lo que se prescinde y se sigue empleando las entrevistas y seguimientos presenciales.

En el momento actual en que esa posibilidad no existe salvo para los casos más graves, tanto pacientes como profesionales han tenido que adoptar estos avances para el seguimiento de la enfermedad.

En esta misma línea de aprovechar los avances tecnológicos, hay que comentar que cada día son más las Apps creadas para el ámbito de la salud, pequeños programas que se instalan en los dispositivos móviles y que pueden llevarse a cualquier lado.

Si bien, la mayoría de estas aplicaciones están orientadas exclusivamente a ofrecer información sobre alguna temática de salud, hoy en día se están realizando avances al respecto.

Así es posible estar monitorizado y conectado con nuestro médico a través de estos dispositivos, de forma que le avise cuando "algo no va bien".

A pesar de lo cual existen importantes limitaciones en cuanto al desarrollo de Apps orientadas a problemáticas concretas como la enfermedad de Parkinson.

Con anterioridad se han presentado Apps que se "vendían" como un "tratamiento eficaz" cuando lo único que hacían era indicar el nivel de movimientos involuntarios de la persona basados en el osciloscopio que incorporan los teléfonos inteligentes.

Estas limitaciones provienen más del desconocimiento de la clínica por parte de los ingenieros e informáticos, ya que la tecnología actualmente permite diseñar prácticamente cualquier aplicación imaginable.

Igualmente, otra de las limitaciones, es precisamente esa falta de "imaginación" en cuanto a aplicar Apps creadas para la intervención clínica, es decir, saber sacar rendimiento eficaz a las herramientas disponibles actualmente, tal y como podría ser con la aplicación de Walk-Mate, una App orientada al mundo del ocio y del deporte que informa de cuántos pasos, y la distancia recorrida, pero ¿Puede Walk-Mate ayudar en la enfermedad de Parkinson?

Esto es precisamente lo que ha tratado de resolverse con una investigación planteada desde el Departamento de Inteligencia Computacional y Ciencias Sistémicas del Instituto Tecnológico de Tokio; junto con el Departamento de Neurología del Hospital Central Kanto, y el Departamento de Rehabilitación del Hospital Nissan Tamagawa (Japón) [62].

En el estudio participaron 30 pacientes diagnosticados con la enfermedad de Parkinson, con edades comprendidas entre los 52 a 92 años, de los cuales 16 eran mujeres.

Se empleó la App Walk-Mate instalada en un smartwatch (reloj inteligente), lo que permite el registro de la marcha, numero de pasos y distancia.

Se realizó evaluación, pre y post intervención, siendo esta, el caminar con señales auditivas rítmicas que ofrecía la propia aplicación Walk-Mate orientado a regular el ritmo de la caminata.

Los resultados indican una recuperación del ritmo "normal" perdido como consecuencia de padecer la enfermedad de Parkinson.

Hay que tener en cuenta que estos pacientes con la enfermedad de Parkinson van a sufrir un progresivo deterioro de la función de caminar, de ahí la importancia de hallazgos como el presentado, ya que permite un mejoramiento en la calidad de vida simplemente incorporando una App a un smartwatch.

En este caso la App ya estaba creada y diseñada para otra función, orientada al ocio y al deporte, pero su aplicación clínica parece innegable, sobre todo cuando se demuestra mediante experimentación sobre los beneficios para estos pacientes, con lo que mejorar su calidad de vida.

A pesar de lo anterior y debido a que no todos los pacientes tienen acceso a este tipo de tecnología, los profesionales han preparado una serie de ejercicios grabados que han sido compartidos para que los pacientes sigan a su ritmo los ejercicios de rehabilitación que realizaban previo a la cuarentena.

De esta forma se espera que los efectos de esta pandemia sobre la salud del paciente sean lo menor posible, volviéndose a la "nueva normalidad" cuando se les permita salir para acudir a los centros.

A pesar de lo anterior, por ejemplo desde la Sociedad Española de Cardiología, en donde se han adoptado medidas similares de telemedicina para realizar el seguimiento de los pacientes con problemas coronarios, han declarado que ha sido tan eficaz el sistema tecnológico incorporado que van a mantenerlo aún después de la "nueva normalidad" con lo que seguir ofreciendo sus servicios de forma telemática, pero de manera voluntaria para aquellos pacientes que quieran ahorrarse el desplazamiento correspondiente.

Hay que tener en cuenta que la ayuda a los pacientes con la enfermedad de Parkinson es esencial sobre todo para incrementar la calidad de vida de los pacientes, ya que se trata de una enfermedad degenerativa.

A pesar de lo mucho que se conoce sobre esta enfermedad, ya que muchos de sus síntomas son externos, siento el más evidente el temblor, todavía queda mucho por conocer sobre esta enfermedad, sobre todo en cuanto a intervención psicofarmacológica y terapéutica se refiere, pues cada avance en esta área supone una mejora en la calidad de vida del paciente.

Una enfermedad degenerativa que va poco a poco mermando las capacidades y posibilidades de la persona, haciéndole cada vez más dependiente, y todo ello sin verse afectado sus habilidades cognitivas, por lo que es totalmente consciente de las consecuencias de su enfermedad.

Enfermedad para la cual todavía no existe cura, pero que se ha conseguido en algunos casos detener con métodos experimentales, lo que supone un gran avance, ya que indica que en un futuro "cercano" podrán estar disponibles para todos aquellos pacientes que sufran la enfermedad, de forma que pase de ser neurodegenerativa a crónica, es decir, la persona seguirá sufriendo la enfermedad, pero esta no avanzará; aunque el objetivo último de estas investigaciones es la cura total de la enfermedad de Parkinson.

Una de las preocupaciones con respecto a esta enfermedad viene referida a la intervención y la eficacia de la misma, más allá del tratamiento farmacológico a seguir, ya que en muchas ocasiones la persona que sufre esta enfermedad "prefiere" aislarse del mundo, debido a sus "limitaciones" y a que "no le gusta que le vean así", aspecto a trabajar desde un punto psicológico, incentivando a la persona que salga de casa, se relacione e incluso pueda realizar algún tipo de ejercicio al aire libre, pero ¿Ayuda a la enfermedad de Parkinson el ejercicio físico?

Esto es lo que ha tratado de responderse con una investigación realizada conjuntamente desde la Universidad de Sureste Nova, junto con la Universidad del Norte de Kentucky, la Universidad Estatal de Kent, y la Universidad del Oeste de Virginia (EE.UU.) [63].

En el estudio participaron ocho varones, con edades comprendidas entre los 61 a 74 años, todos ellos diagnosticados con la enfermedad de Parkinson, dentro de las primeras fases de la enfermedad siguiendo la escala Hoehn y Yahr Scale [10].

Los participantes acudieron durante ocho semanas a veinticuatro sesiones de ejercicio físico controlado, en el que se sucedían sesiones de estiramientos con bicicleta estática y ejercicios de resistencia.

Se realizó una evaluación previa al inicio y al finalizar el periodo de ocho semanas sobre la densitometría del paciente que incluía peso, masa corporal, porcentaje de grasa, así como un ejercicio para evaluar la capacidad pulmonar.

Los resultados muestran que, con ejercicios suaves controlados por un monitor experto, y en sólo ocho semanas de entrenamiento, se encontró una reducción significativa del nivel de grasa corporal y un incremento de la capacidad pulmonar.

Una de las limitaciones del estudio es el escaso número de participantes, y además que todos fuesen varones, lo que no permite realizar generalizaciones con respecto a los resultados obtenidos, por lo que se requiere nueva investigación al respecto.

Hay que tener en cuenta que los resultados positivos se obtuvieron con pacientes en las primeras fases de la enfermedad de Parkinson, por lo que no se conoce si estos efectos se mantienen o no en fases avanzadas, o son incluso contraproducentes, debido a la rigidez muscular propia de la enfermedad.

Hay que señalar también que, a pesar de tratar con pacientes con la enfermedad de Parkinson, los autores del estudio no han realizado ninguna evaluación específica para esta patología que pueda dar cuenta de una mejoría de esta o al menos de la detención del avance de la enfermedad.

A pesar de las limitaciones anteriores, hay que tener en cuenta que cualquier intervención por mejorar el estado general del organismo va a repercutir en una mayor calidad de vida del paciente, lo que le va a ayudar a sobrellevar mejor su enfermedad y mantener mejores relaciones con las personas que le rodean.

A parte de la intervención farmacológica también se realizan esfuerzos por parte de trabajadores sociales y terapeutas, por dar el mayor tiempo de calidad de vida al paciente y sus familiares.

Así se han llegado a proponer terapias como la práctica de Tai-Chi o del yoga por sus beneficios en las personas de su misma edad que no tienen dicha enfermedad, tratando de mantener el mayor tiempo posible "activos" los músculos, tal y como se ha propuesto con el baile terapéutico, donde se adapta esta disciplina a cada tipo de paciente, para fortalecer el control sobre su musculatura, pero ¿Es beneficioso el baile para la enfermedad de Parkinson?

Esto es precisamente lo que ha tratado de averiguarse desde el Departamento de Desarrollo Humano de la Universidad Estatal de California (EE.UU.) [64].

En el estudio participaron cuatro pacientes diagnosticados con la enfermedad de Parkinson con edades comprendidas entre los 61 a 90 años, de los cuales la mitad eran mujeres.

A todos ellos se les solicitó que respondiesen a unas cuestiones sobre los beneficios que habían percibido de la práctica del baile terapéutico.

Los resultados muestran que el baile ayuda a los pacientes a ser conscientes de las limitaciones originadas por la enfermedad de Parkinson, igualmente se comprobó cómo la motivación por el baile provenía principalmente por consejo médico y no así por una disposición personal al mismo.

Por último, la incorporación del baile como práctica habitual hace que los ejercicios recomendados para su enfermedad sean más sencillos de cumplir, ya que son incluidos en el baile.

Una de las limitaciones del estudio está en su bajo número de participantes, lo que hace que no pueda ser extensible sus resultados sin nuevas investigaciones.

Igualmente, la metodología de encuesta debe ser complementada con otras, como la observacional, para valorar si efectivamente existe un beneficio en los pacientes, cuando practican este baile terapéutico.

A pesar de las limitaciones anteriores, hay que destacar el esfuerzo de los investigadores por conocer sobre los beneficios del baile terapéutico en una población como son los pacientes con la enfermedad de Parkinson, algo que a primera vista puede parecer contraproducente, ya que el avance de la enfermedad va progresivamente afectando a la musculatura en forma de temblores, pero también en cuanto a la postura y la coordinación.

Con respecto al Tai Chi anteriormente mencionado hay que indicar que se trata de una práctica milenaria que se puede llevar a cabo de forma individual o en grupo, donde se realizan ejercicios establecidos considerado como una meditación en movimiento.

Muchos han sido los beneficios que se han atribuido a este arte milenario sobre todo los relacionados con la relajación y el control interno, indicado para el tratamiento complementario de patologías como el dolor crónico, la ansiedad, la artritis o la depresión.

El control de la respiración, la focalización en los movimientos y la práctica al aire libre parecen estar detrás de estos beneficios, a lo cual se le suma la flexibilidad y destreza motora que se va adquiriendo con la práctica y la repetición de los movimientos.

En algunas culturas orientales su práctica es habitual desde jóvenes, lo que facilita que sus efectos beneficiosos se extiendan a lo largo de toda la vida, sirviendo como factor de protección frente algunas patologías, sobre todo aquellas relacionadas con el sedentarismo y la hipertensión.

Pero cuando alguien piensa en una enfermedad neurodegenerativa como es la enfermedad de Parkinson, no suele hacerlo en ejercicios como los del Tai Chi, sino en la búsqueda de un tratamiento farmacológico que detenga el avance de la enfermedad y con ello proporcione más tiempo o que por lo menos pueda ofrecer una mejor calidad de vida a los pacientes.

La pérdida progresiva del control de la motricidad fina y gruesa suelen ser los síntomas más evidentes de esta enfermedad, que se expresa con temblores, así como con dificultad para realizar actividades tan simples como la de llevarse la cuchara a la boca para comer, por lo que se produce un progresivo deterioro que mengua su independencia, requiriendo de una mayor asistencia de un familiar o profesional, preocupado más por suplir las carencias que por buscar cómo mejorar su control sobre la motricidad, pero ¿Es efectivo el Tai-Chi en la enfermedad de Parkinson?

Esto es precisamente lo que se ha tratado de averiguar desde el Centro Médico Overlook (EE.UU.) [65].

En el estudio participaron 44 pacientes diagnosticados con la enfermedad de Parkinson, a la mitad de los cuales se les entrenó en la práctica del Tai-Chi, mientras que al resto no se les entrenó.

A los que aprendieron Tai-Chi, siguieron un entrenamiento de 16 clases semanales de una hora cada sesión.

A todos los participantes se les administraron pruebas estandarizadas para evaluar su desempeño motor a través de Unified Parkinson's Disease Rating Scale [17]; la calidad de vida del paciente mediante el Parkinson's Disease Questionnaire-39 [36]; igualmente para comprobar su estado de ánimo se administró el Geriatric Depression Scale-15 [37].

Los resultados a pesar de mostrar beneficios entre los que recibieron el entrenamiento en Tai-Chi, no fue suficientemente significativo, sobre todo en cuanto a mejora del estado de ánimo.

A pesar de los resultados positivos hay que tener en cuenta que se trata de un número pequeño de participantes, por lo que se requiere de mayor investigación antes de poder dar por establecida esta relación beneficiosa.

Una de las limitaciones del estudio es en cuanto a que no informa, porque no ha sido evaluado, en qué fase de la enfermedad se encuentra, normalmente clasificado en cinco etapas, a cada cual más incapacitante, ya que no es lo mismo encontrar beneficios entre los pacientes de las primeras etapas que entre los de las últimas.

Igualmente sería conveniente comprobar si en aquellos países donde existe una práctica habitual del Tai-Chi, el porcentaje de la población afectada por la enfermedad de Parkinson es menor, lo que daría cuenta de un factor de prevención, y aun manteniendo la misma tasa de incidencia, si la edad de inicio es superior a la media, informaría de un beneficio en cuanto al retraso en la aparición de la enfermedad.

Pero volviendo sobre el Tai-Chi cabe indicar que entre sus efectos a nivel fisiológicos está el fomento de la flexibilidad, el equilibrio y el control muscular, aspectos que poco a poco van a ir siendo afectados por el avance de la enfermedad de Parkinson.

Si bien los resultados sobre los beneficios de esta práctica han sido en algunos casos contradictorios y en otros únicamente han encontrado leves mejoras, sin que resultasen estadísticamente significativas, a pesar de ello, sigue siendo una práctica habitual entre las asociaciones de afectados por la enfermedad de Parkinson, pero ¿Se pueden optimizar los efectos del Tai-Chi en la enfermedad de Parkinson

Esto es lo que ha tratado de responderse con una investigación realizada desde el Departamento de Rehabilitación Médica del Hospital Tongde; junto con el Departamento de Rehabilitación Médica del Hospital universitario Sichuan del Oeste de China (China) [66].

En el estudio participaron 36 pacientes con la enfermedad de Parkinson, de los cuales la mitad recibirían clases de Tai-Chi de forma colectiva, mientras que el resto recibirían clases de forma individualizada.

Después de trece semanas de entrenamiento a razón de tres veces a la semana, se realizaron las evaluaciones para comprobar si existían diferencias entre el empleo de un método grupal frente al individual en pacientes con la enfermedad de Parkinson.

A parte de la práctica guiada en clase se les solicitó a los participantes que practicasen de forma individual los ejercicios entrenados todos los días.

Antes de empezar y al final del período de trece semanas se evaluó a cada participante con una escala sobre la cantidad y calidad del sueño denominada Parkinson's Disease Sleep Scale [67]; una para determinar la presencia de sintomatología depresiva a través del Hamilton Depression Scale [68]; y una para evaluar las capacidades cognitivas mediante el Montreal Cognitive Assessment [35].

Los resultados muestran que no existían diferencias significativas entre ambos grupos antes de empezar el entrenamiento.

La comparación pre y post entrenamiento de la práctica del Tai-Chi ofrece resultados significativos tanto en el grupo del aprendizaje individual como colectivo, tanto en cuanto a sintomatología asociada al sueño, pero únicamente se observó una mejora en cuanto a las capacidades cognitivas entre los que asistían a las clases colectivas. No produciéndose en ninguno de los dos grupos ningún efecto positivo en la sintomatología asociada a la depresión.

En cuanto al cumplimiento de las tareas diarias de la práctica de Tai-Chi se observó cómo los que realizaban su aprendizaje en grupo eran más constantes y cumplidores que los que recibían este entrenamiento de forma individualizada.

Entre las limitaciones del estudio hay que comentar que no se informa de la edad ni género de los pacientes con la enfermedad de Parkinson por lo que no se puede conocer si estas variables son relevantes o no.

Igualmente, el estudio se ha realizado con una población oriental, donde dentro de su cultura está la práctica del Tai-Chi, por lo que se requiere de nueva investigación con población occidental para comprobar si los efectos hallados se mantienen.

A pesar de las limitaciones anteriores, y tal y como señalan los autores del estudio, los hallazgos permiten comprobar los beneficios que la práctica del Tai-Chi tiene cuando esto es aprendido y practicado de forma colectiva, donde además se producirá cierto nivel de interacción social, no evaluado.

"La enfermedad de Parkinson requiere principalmente de tratamiento farmacológico adaptado al estado del paciente y el grado de evolución de los síntomas que presenta.

A su vez, será prioritario el apoyo a través de los tratamientos no farmacológicos, tales como fisioterapia, estimulación cognitiva, apoyo psicológico si lo requiere y será importante cuidar aspectos tales como la nutrición, las relaciones sociales y familiares, la planificación del tiempo libre... En la enfermedad de Parkinson es muy importante mantener un estado de ánimo lo más estable posible y una actitud de superación diarias, puesto que se requiere una continua adaptación y convivencia con numerosos aspectos cambiantes de la enfermedad que repercuten en el afectado y su entorno familiar." Marian Carvajal Paje, F.E.P.

Uno de los inconvenientes de las enfermedades que tienen un origen tardío es que se confunden los síntomas con los propios de la edad. Tal es el caso de la enfermedad de Parkinson, que, aunque no es exclusivo de personas de avanzada edad, sí es común que se dé entonces, con lo que a la sintomatología propia de la enfermedad se ha de sumar las dificultades asociadas al envejecimiento.

Tal es así que se estima que el 25% de los pacientes con la enfermedad de Parkinson muestran además deterioro cognitivo leve, es decir, síntomas que van a ir en detrimento de la calidad de vida del paciente.

Deterioro que en la población anciana suele mejorar con la rehabilitación oportuna, pero que en el caso de la enfermedad de Parkinson se suele tener poco en cuenta, centrado casi en exclusiva en atender los síntomas más graves de esta enfermedad como son los temblores, rigidez o inestabilidad postural entre otros, es decir, en los síntomas motores.

El problema es que se ha observado cómo el deterioro cognitivo leve lleva asociado en algunos casos síntomas como la inestabilidad postural, el cual puede ser confundido con uno propio de la enfermedad de Parkinson, entonces ¿Se puede mejorar la enfermedad de Parkinson con rehabilitación orientada a la población más envejecida?

Esto es lo que ha tratado de averiguarse con una investigación realizada por el Departamento de Ingeniería Biomédica, junto con el Departamento de Neurología y el Departamento de Medicina de la Universidad de Emory; el Instituto Tecnológico de Georgia y el Centro de Rehabilitación Cognitiva y Visual Atlanta V.A.R.R. & D. (EE.UU.) [69].

En el estudio participaron ciento dieciséis adultos con edades por encima de los 66 años, 42 de los cuales padecían la enfermedad de Parkinson perteneciendo el resto al grupo control, todos ellos sin sintomatología propia de la demencia para lo cual se les evaluó mediante el Montreal Cognitive Assessment [35].

A todos se les registró variables sociodemográficas como la edad, sexo, años de educación, índice de masa corporal, problemas asociados y medicamentos que tomaban; igualmente se evaluó su nivel de independencia a través del Ability to perform Activities of Daily Living [70]; la presencia de sintomatología depresiva mediante el Beck Depression Inventory-II [71]; la calidad de vida y el miedo a caídas mediante escala tipo Likert.

En el caso de los participantes con la enfermedad de Parkinson además se evaluó en qué fase de la enfermedad se encontraban a través del Unified Parkinson's Disease Rating Scale [17].

La intervención en rehabilitación se realizó mediante la práctica del baile adaptado a la edad de los participantes, en concreto en este estudio se empleó el tango.

Los resultados evidencian que a mayor edad menores habilidades cognitivas tanto en pacientes con o sin la enfermedad de Parkinson.

No existiendo diferencias significativas en las habilidades cognitivas antes y después de la intervención mediante la práctica del baile.

Entre las limitaciones del estudio, tal y como los autores señalan está la selección de los participantes, sobre todo los que no padecen la enfermedad de Parkinson, ya que el tener una mayor disposición a colaborar en este tipo de estudios puede dar muestra de una mayor independencia y menor afección cognitiva.

Igualmente, el estudio no aclara sobre cuántas sesiones se llevaron a cabo, con qué intensidad ni cuál era el objetivo de cada sesión, por lo que, si hubiese resultado significativo, no podría aplicarse a otras localizaciones sin esta información.

A pesar de lo anterior, parece que la intervención en ancianos, tengan o no la enfermedad de Parkinson va a mostrar efectos limitados en la recuperación de las habilidades cognitivas, al menos con una intervención basada en el baile; aspecto que por otra parte podría haber ayudado en cuanto a coordinación, pérdida de miedo a la caída y control muscular por parte de los pacientes con la enfermedad de Parkinson, algo que no fue evaluado en este estudio.

Aún con estos resultados, la idea original del estudio, intervenir sobre los efectos de la edad como forma de contrarrestar los problemas que la enfermedad de Parkinson provoca era buena.

Quizás habrá que buscar otro método de intervención, más de corte individual como el aplicado desde el neurodesarrollo, para ver estos efectos esperables y con ello mejorar de forma indirecta la calidad de vida de los pacientes con la enfermedad de Parkinson, pero ¿Cuál es el papel de la psicoterapia en la enfermedad de Parkinson?

Esto es lo que ha tratado de averiguarse con una investigación desde el Departamento de Neurología y el Centro de Neurociencia Clínica de la Facultad de Medicina del Hospital General Universitario de la Universidad Charles junto con el Centro de Neurociencias Aplicadas e Imágenes del Cerebro del Instituto Nacional de Salud Mental (República Checa) [72].

En el estudio participaron 368 pacientes con la enfermedad de Parkinson y 221 fisioterapeutas que trabajan a diario con este tipo de pacientes.

Se evaluó a los pacientes con la enfermedad de Parkinson con el Patients' Limitations in Activities of Daily Living [73] para conocer el nivel de afectación de la enfermedad en las distintas funciones de la vida, en seis áreas la marcha, la destreza manual, la estabilidad y el número de caídas, la postura y la condición física general.

El cuestionario creado ad-hoc evalúa el conocimiento sobre la enfermedad de Parkinson, el tratamiento recibido, y detalles sobre la terapia recibida.

Los resultados informan que únicamente el 28% de los pacientes con la enfermedad de Parkinson recibieron la prescripción para recibir psicoterapia complementaria a la terapia física, de los cuales el nivel de satisfacción con la intervención psicoterapéutica es de un 79% en los últimos 3 meses.

Entre las limitaciones del estudio hay que comentar que se trata de una población muy específica la checa, en donde la cobertura de su sistema de salud para los pacientes con enfermedad de Parkinson incluye la intervención psicoterapéutica, aspecto que no es así en todos los países.

Sobre las limitaciones hay que comentar que no se informa sobre el número de mujeres del estudio, ni de la edad de los pacientes, o de otros aspectos socioeconómicos, imprescindibles para comprender si los resultados se ven matizados en función de alguna de estas variables individuales.

Igualmente, no se ofrecen detalles con respecto al tipo de psicoterapia, tipo de aplicación (individual o colectiva), número de sesiones semanales, duración...

La enfermedad de Parkinson y COVID-19

Los pacientes con enfermedad de Parkinson (EP) no solo enfrentan un mayor riesgo de desarrollar peores resultados respiratorios relacionados con la enfermedad por coronavirus 2019 (COVID-19), sino también una variedad de problemas "ocultos" debidos a la pandemia. Algunos autores sostienen que los pacientes con EP pueden sufrir estrés crónico y falta de actividad física asociada con el aislamiento social [74].

A medida que el COVID-19 continúa avanzando en todo el mundo existen varios impactos perjudiciales que la actual pandemia de COVID-19 puede inducir sobre la carga global de la EP.

Estudios preliminares sugirieron que el coronavirus 2 del síndrome respiratorio agudo severo (SARS-CoV-2), que es el agente etiológico del COVID-19, puede tener un neurotropismo potencial en humanos, aunque dicha característica aún no se ha demostrado de manera concluyente [75,76]. Al igual que otros virus respiratorios, el SARS-CoV-2 puede llegar hasta el sistema nervioso central (SNC) a través de la sangre o mediante el transporte axonal desde las terminaciones nerviosas del neuroepitelio olfatorio de las fosas nasales [77,78]. La hipótesis de la vía olfatoria para la neuroinvasión del

SARS-CoV-2 se apoya en el hecho de que varios pacientes con infección por COVID-19 han experimentado disminución o pérdida total del olfato (hiposmia /anosmia) y alteración del sentido del gusto o disgeusia [79–82]. El aspecto interesante de tal ruta (desde la cavidad nasal hasta el bulbo olfatorio, luego hacia la corteza cerebral y finalmente hacia el tronco encefálico) es la posible presencia del virus en el tronco encefálico, que contiene los núcleos respiratorios responsables de la respiración [78,83]. De hecho, más de la mitad de los pacientes con infección por COVID-19 mostraron dificultad respiratoria [76,84,85].

En el escenario clínico, casi el 50% de todos los virus emergentes presentan síntomas neurológicos en la fase aguda [86]. Dicha característica no parece ser diferente para COVID-19, ya que, según los datos publicados, numerosos pacientes mostraron manifestaciones neurológicas [76,84,87]. Por ejemplo, los pacientes con la forma grave de la infección por COVID-19 tenían más probabilidades de desarrollar enfermedad cerebrovascular aguda, alteración de la conciencia y lesión del músculo esquelético [79]. Además, se encontró evidencia de encefalopatía y hemorragia intracerebral en los escáneres de imágenes cerebrales de pacientes con la infección por SARS-CoV-2 [88–90].

Además, recientemente se ha informado un caso de meningitis/encefalitis relacionada con COVID-19 y un caso de infección por COVID-19 asociada con el síndrome de Guillain-Barré [88,91].

Por otro lado, la carga de la morbilidad neurológica a largo plazo de las enfermedades neuroinfecciosas es en gran medida desconocida. Un elevado número de estudios sugieren que el proceso patológico de la EP puede ser modulado (o iniciado) por virus u otros agentes patógenos [92–97]. La primera evidencia de un posible vínculo entre virus y EP proviene de una epidemia de encefalitis letárgica (EL), después del brote de influenza de 1918 (gripe española). En esa ocasión, casi todos los pacientes que tuvieron un episodio agudo de EL desarrollaron parkinsonismo post-encefalítico, una condición que se parecía mucho al cuadro clínico de la EP [98].

Jang et al. demostró que la administración de dosis no letales del virus de la influenza H5N1, altamente patógena en las fosas nasales de ratones, indujo la activación de la microglía (células cerebrales que protegen y se relacionan con las neuronas) así como la fosforilación y agregación de la alfa-sinucleína en las áreas cerebrales infectadas por el virus. Persistiendo estos virus mucho después de que se resolvió la infección [94].

También se observó una pérdida significativa y duradera de neuronas dopaminérgicas en la sustancia negra pars compacta (SNpc) [94]. Un estudio posterior que examinó el potencial neurotrópico e inflamatorio del virus A / California / 04/2009 (CA / 09) H1N1 demostró que, aunque no se encontró evidencia de un neurotropismo viral, el virus CA / 09 H1N1 aumentó de manera considerable la actividad microglía en la sustancia negra de los ratones [95].

Además, se detectó una expresión alterada de varios factores neurotróficos y genes relacionados con las citoquinas (proteínas que median la respuesta inflamatoria), después de la infección por CA / 09 H1N1 [95]. Finalmente, la hipótesis de que las infecciones virales pueden contribuir a la patogénesis de la EP no se limita al virus de la gripe, ya que algunos de los síntomas motores cardinales y las características histológicas de la EP también se han asociado con otros virus (p. Ej., Virus Coxsackie, virus del Nilo Occidental, japonés virus de la encefalitis B, virus de la encefalitis de Saint Louis y VIH) [92,99].

Aunque se necesita más investigación para dilucidar mejor el papel de los virus en la patogénesis de la EP, los hallazgos anteriores tienen implicaciones clínicas significativas, ya que sugieren una contribución potencial de los virus neurotrópicos y no neurotrópicos para el inicio de la neurodegeneración en la EP, ya sea directamente (por la presencia física del virus en el cerebro o indirectamente (induciendo un proceso inflamatorio de larga duración en el cerebro). Sin embargo, los desencadenantes per se pueden ser, en la mayoría de los casos, insuficientes para que se desarrolle la EP [100].

Por lo tanto, se ha sugerido que los "facilitadores" desempeñen un papel en la patogénesis de la EP, ya sea actuando concomitantemente con el evento desencadenante (por ejemplo, una infección viral) o después. Tales procesos generalmente tienen lugar en la fase prodrómica o asintomática de la EP [100].

Entre los varios "facilitadores" que pueden afectar la progresión de la EP, el envejecimiento y la senescencia celular tienen, con mucho, el impacto más reconocido. Por ejemplo, la prevalencia global de EP fue del 2 al 3% de la población de más de 65 años en 2017, y ese número alcanzará más de 14 millones de casos en todo el mundo para 2040, lo que hace que la EP sea el trastorno de más rápido crecimiento entre todos los trastornos neurológicos [101].

Tal crecimiento exponencial es sostenido por el envejecimiento continuo de la población [102]. Independientemente de la EP, la esperanza de vida mundial ha aumentado aproximadamente seis años en los últimos dos años [103]. A medida que aumenta la longevidad, también lo hace el número de personas que viven con EP. De hecho, las estimaciones sugieren que este número de EP está en aumento [101,104].

Aunque es demasiado pronto para sugerir qué resultados neurológicos a largo plazo pueden enfrentar los sobrevivientes de la infección por COVID-19, algunas pruebas pueden provenir de pandemias previas de virus respiratorios.

Primero, dado que el SARS-CoV-2 puede inducir un síndrome de tormenta de citoquinas e hiperinflamación en pacientes con infección grave por COVID-19 [105], es posible hipotetizar que la infección por SARS-CoV-2 / COVID-19 podría ser un evento desencadenante de la cascada neurodegenerativa subyacente PD [106].

Además, estudios anteriores mostraron que otros coronavirus humanos pueden permanecer latentes en los leucocitos y, por lo tanto, pueden ser propensos a producir infecciones latentes o persistentes del SNC [107].

Si bien los signos clínicos de parkinsonismo y EP no se han asociado con brotes previos de coronavirus, se detectaron anticuerpos anti-coronavirus en las muestras de LCR de personas con EP [108].

Por otro lado, surge la pregunta de si podrían los sobrevivientes de COVID-19 representar una fracción excesivamente grande de la futura población de pacientes con EP.

Aunque la evidencia existente aún no es concluyente, en estudios anteriores se describió que las personas que nacieron o eran jóvenes en el momento del brote de influenza de 1918 tenían un riesgo de desarrollar EP de 2 a 3 veces mayor que los nacidos antes de 1888 o después de 1924 [109,110].

La comunidad científica también puede ofrecer un rayo de esperanza en medio de la pandemia de COVID-19. Sadasivan y sus colegas demostraron previamente que el tratamiento profiláctico con vacuna o terapia antiviral fue eficaz para proteger de la pérdida de neuronas dopaminérgicas de la sustancia negra en los ratones contra los efectos del virus de la gripe H1N1 y MPTP (una neurotoxina utilizada para inducir la EP en animales) [96]. Impulsado por la propagación de la pandemia de COVID-19, ahora se está realizando un esfuerzo mundial para encontrar vacunas y terapias viables contra el SARS-CoV-2.

En conclusión, la pandemia de COVID-19 ha afectado a la sociedad moderna en una escala sin precedentes. El vínculo a largo plazo entre los virus y los trastornos neurodegenerativos es difícil de demostrar, pero no debemos descartar los efectos duraderos que la creciente pandemia de COVID-19 puede tener en la expansión de EP.

Tal preocupación ha sido ampliamente compartida por la comunidad científica [111–113]. Como otras pandemias mundiales en el pasado, la pandemia COVID-19 probablemente durará un período limitado de tiempo. Sin embargo, la pandemia de EP no desaparecerá pronto.

Capítulo 3. Testimonio de una Psicóloga y Neuropsicóloga con Parkinson

Antes del Parkinson:

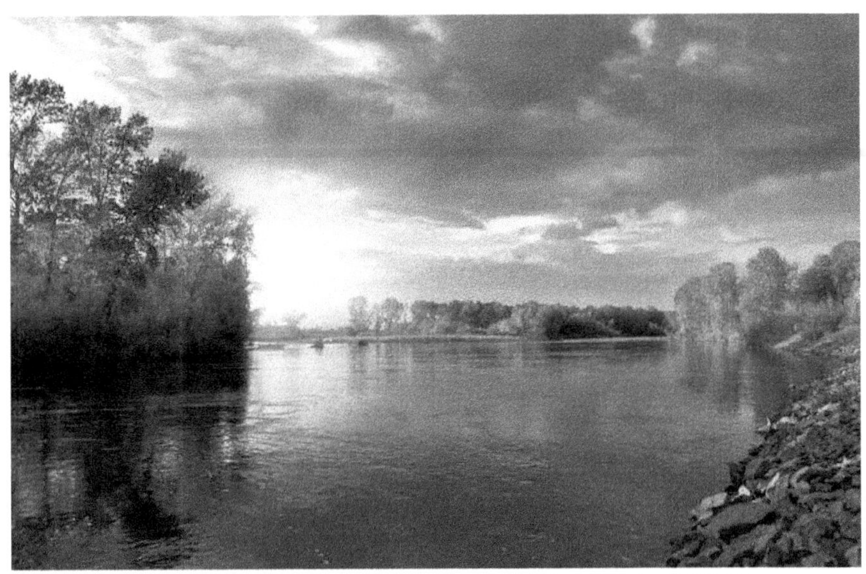

https://sway.office.com/GxdiaMoo0crfgOUS#content
=YJKI57aIUuKjBk

Os invito a que pinchéis el primer enlace, luego haréis un viaje, primero conoceréis el antes del Parkinson, después entenderéis el impacto del diagnóstico y el proceso de transformación interior, la vida después del Parkinson.

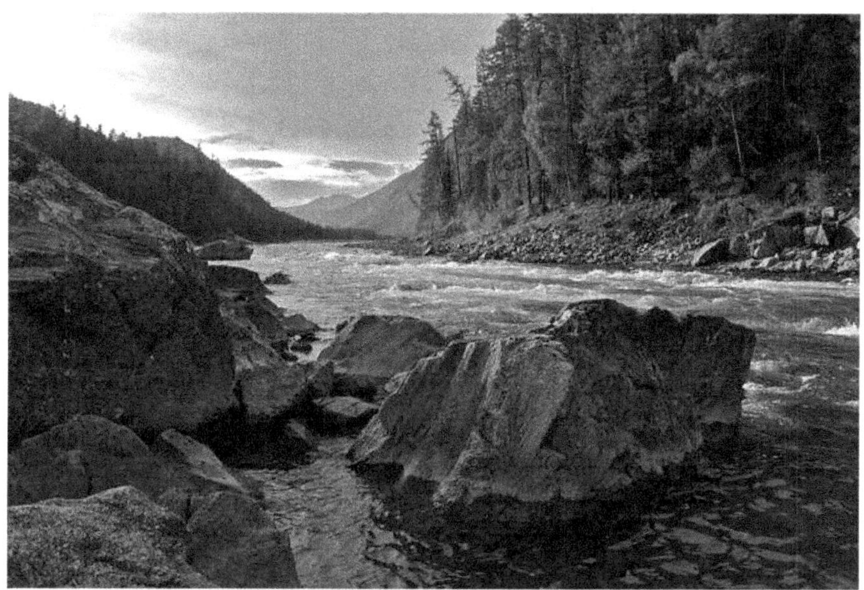

El Parkinson irrumpe con fuerza, te hace sentir que la vida se para, para luego experimentar que vuelas. Una enfermedad puede sacar lo mejor de ti misma, te puede dar la capacidad para ayudar.

Algo aparentemente malo y que nadie queremos puede ser una auténtica bendición, te haces portadora de felicidad, regalando esas fortalezas interiores que todos tenemos, pero que muchas veces son despertadas por otros, que van por delante, haciendo del PUEDO, auténtica realidad que se contagia. Te invito a que pinches el siguiente enlace:

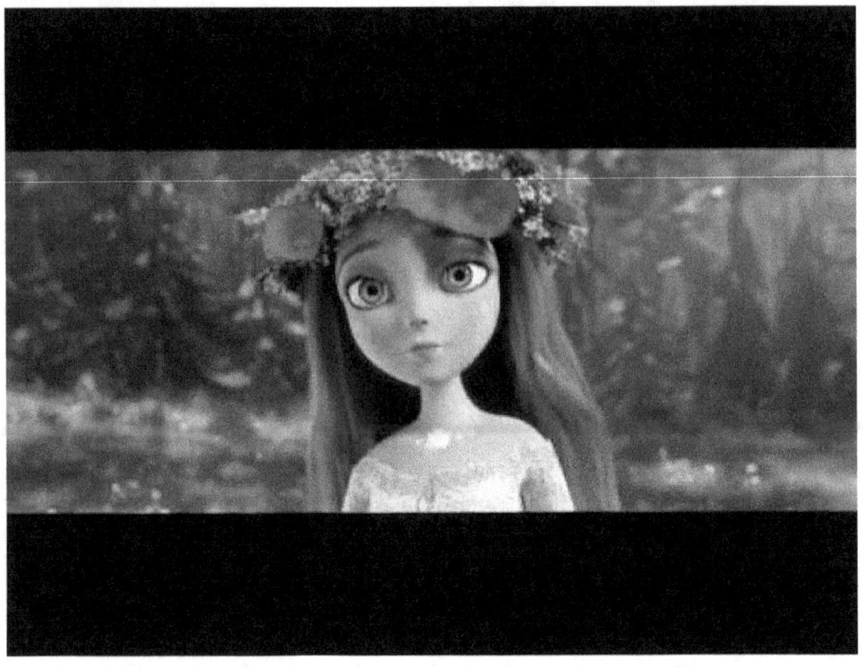

https://youtu.be/0PdyRMxY8XQ

Se me da la oportunidad de escribir, poner palabras a lo vivido, desde aquel día en el que un diagnóstico cambió mi vida.

Nunca piensas que te pueda pasar a ti, sobre todo cuando has gozado de buena salud, y te consideras físicamente afortunada, siempre se me han dado bien los deportes, cosa que llamaba la atención al ser delgada, parece que se asocia el ser delgada con ser endeble a la par que frágil y torpe para los deportes; pues destacaba.

Se me daban bien todos, de hecho, desde pequeña un entrenador de voleibol, despertó en mí la vocación por el deporte, la competición, federarme jugando en equipo.

Me pasaron de entrenar con las pequeñas, al grupo de mayores, era la más pequeña del equipo, pero la que se movía como un torbellino a la caza del balón, saltando, brincando, disfrutando, me movía como pez en el agua con el balón, me tiraba sin miedo, con mis rodilleras a ras del suelo a por las pelotas que parecían perdidas y, ahí llegaba yo, prácticamente me tiraba al suelo, igual me gustaban los remates, que pegaba saltos y atrapaba la pelota que quería volar fuera de nuestro alcance, y remataba la pelota.

En baloncesto me gustaba encestar a larga distancia, me encantaba echar carreras viendo como no se me daba mal volar hasta ocupar los primeros puestos.

Los veranos, ahora sí que era verdadero pez en el agua, me encantaba nadar, me tiraba el día en la piscina, aprendí a nadar en todas las modalidades por mí misma, teníamos trampolín (ahora no se permite por razones de seguridad), pero ese trampolín fue toda una vida, en el que desplegar toda la capacidad de sentirte a placer, saltando, volando bien alto, dejándote caer e impactar en el agua de múltiples maneras.

Lo mismo caía en picado, como un avión que parece que se va a estrellar, pero en el último momento se eleva a las alturas, yo me dejaba caer a las profundidades del agua, rodeada de agua por todas partes, ese sentirte buceando para salir de nuevo a la superficie, salir por la escalera con la sonrisa, divirtiéndome como niña que era.

El siguiente salto, lo mismo decidía tirarme de cabeza de espaldas, que daba una vuelta de campana, que me dejaba caer a bomba, lo mismo me daba un largo nadando a toda velocidad, que me ponía a bucear reteniendo la respiración todo el tiempo que pudiera.

Las tardes mi bicicleta y yo, yo y mi bicicleta, tampoco tenía freno para experimentar, montar sin manos, con las manos libres de sujeción, pedaleando, sintiéndome libre, me encantaba subirme a los árboles, investigar en las ruinas de alguna casa abandonada, en pandilla ir a la aventura, con la imaginación de un niño, que se crea historias de ficción vividas con emoción, tantos y tantos recuerdos de felicidad.

Me encantaba tocar el piano, todos los días tenía mi momento de aporrear el piano, he de reconocer que habré sido pesada para mis vecinos, pero a mi madre la gustaba escucharme, que ahora, un sobrino despliega todo su virtuosismo tocando a la perfección, ganando concursos, yo a su lado principiante, con él he podido ver como un niño pequeño, va creciendo en un don del que destaca, hasta ser admirable, cómo se puede llegar a tocar un instrumento con auténtica perfección y en su máximo nivel de dificultad.

La vida misma, debe llevarnos a desarrollar nuestras capacidades, al máximo nivel, si se nos dan cualidades no es para guardarlas, sino para desarrollarlas y aportar a la sociedad algo nuevo, o todo lo mejor que tienes, para contribuir a hacer este mundo más bello.

Se me daba bien dibujar, aunque esto en mi familia no tiene mérito, es algo natural, tengo tíos, primos que destacan en el dibujo y la música, mi tío Félix, ya fallecido, fue delegado nacional de misiones, acostumbraba a tener audiencias con el Papa, cargo relevante, valía para todo, en Bolivia, él solo hizo una Iglesia, con toda su estructura externa y un interior, toda una obra de arte, salida de sus manos.

Nos abandonó a consecuencia de una bajada de azúcar mientras celebraba misa, se golpeó en la cabeza, el hematoma cerebral, acabó con su vida, también tuve la fortuna, de estar presente en su lecho de muerte, en la habitación de un hospital, pero ya pasé por la despedida de mi padre, si superas la pérdida de un padre, ya estás preparada para el adiós de otros seres queridos, estás inmunizada para tantas tormentas, que no ganan en impacto emocional a la pérdida de un padre muy querido.

Como el resto de mi familia, era consciente de tener facilidad para el dibujo, observaba que mis dibujos y mis trabajos de creatividad, gustaban, gané de pequeña un concurso de felicitaciones de navidad, creadas por nosotros, tanto la tarjeta, como sus contenidos y su mensaje.

Se me votaba cuando se pedía que alguien hiciera un mural, póster o dibujo; o algún trabajo creativo con colores.

Iba a solfeo, coral, piano…, en coral tenía buena voz, pero mi timidez me hacía cantar sin notarme mucho, cosa que el director siempre me hacía gestos para elevar la voz, pero ahí estaba mi punto débil; parece que solo me centro en mis cualidades, esto es natural,

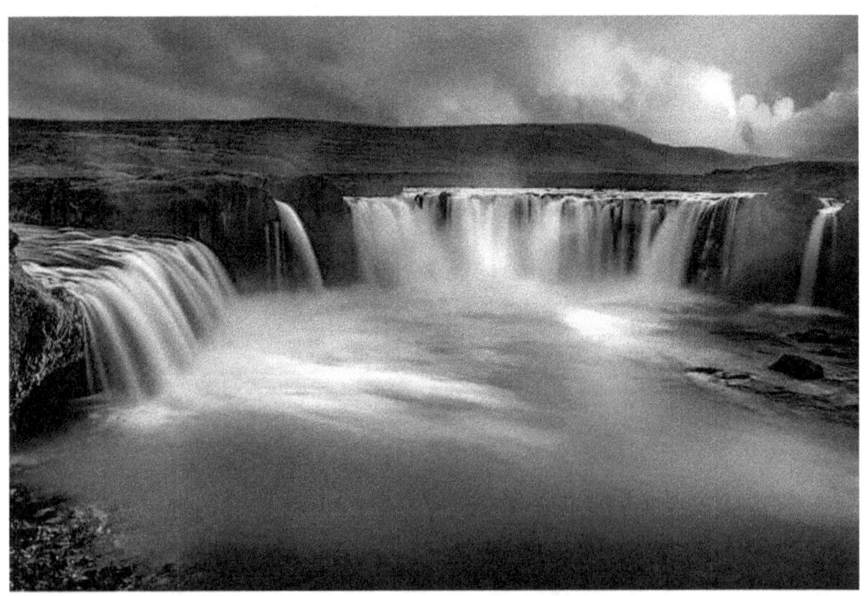

Siendo Psicóloga sé que todo ser humano, tendemos a centrarnos más en nuestros defectos o en aquello que no nos gusta, nuestra autoestima suele salir mal parada por este sesgo hacia lo negativo.

Podría escribir una novela con todos mis defectos, pero me quedo con uno, mi timidez, que más de una vez me ha jugado una mala pasada, era tímida al extremo, tremendamente tímida, me gustaba pasar desapercibida.

Tal vez por ser la pequeña de seis hermanos, la mimada de la casa, era la Kika, nombre que me puso mi padre, porque había por ahí una muñeca que así se llamaba y él, me tomaba como su muñeca.

Mi padre, tantas veces preguntándome ¿Cuánto me quiere esta niña?, Yo le contestaba, Mucho...a papá le quiero mucho, ¿De quién es esta niña? De papá...

La Kika, por aquí, la Kika por allá, hasta que aparecieron mis primos, un verano por casa, con una perra llamada Kika, y Kika por aquí, Kika por allá, que cuando llamaban a la perra acudíamos las dos...y a mi padre no le gustó nada la coincidencia y, pasé a llamarme Mª Esther en mi familia.

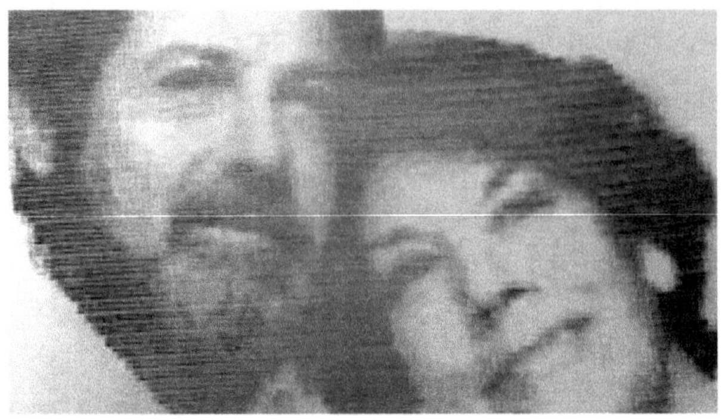

Con mi padre....

https://youtu.be/bIJjObx9MHM

Hemos sido una familia sana, la salud nos ha sonreído, no hemos conocido enfermedades graves; perdí pronto a mis abuelos, como consecuencia de las penurias de la guerra civil.

Mis abuelas quedaron viudas, con familia numerosa; tiene mérito, las dos trabajaban y sacaban adelante a tantos hijos, y ahora parece que un solo niño, desgasta como un colegio entero. Mis abuelas, con buena cabeza, buena memoria, buena salud, valiéndose por sí mismas, hasta que la edad, les reclamó partir de esta vida, una a los 94, otra a los 100, unas jovenzuelas, larga vida vivida con calidad de vida.

Parece que la historia se repite, mi padre se fue pronto, mi madre sigue conmigo; pero en mi familia somos seis hermanos, esta vez parece que la estadística o la suerte han cambiado la dirección, y ahora la enfermedad nos ataca a las mujeres de la familia, mi hermana Almudena, cuatro año y medio mayor, luchando con un cáncer de mama con metástasis, años ya, ahí se mantiene, como una campeona, participando en investigaciones, esperanzada en un tratamiento para ella

Prefiero que me lleve un cáncer a sufrir una vida de limitación, dependencia y, lo peor, perder la integridad de mis facultades mentales, pienso que, detrás del Alzheimer, el Parkinson es la peor enfermedad que se te puede diagnosticar.

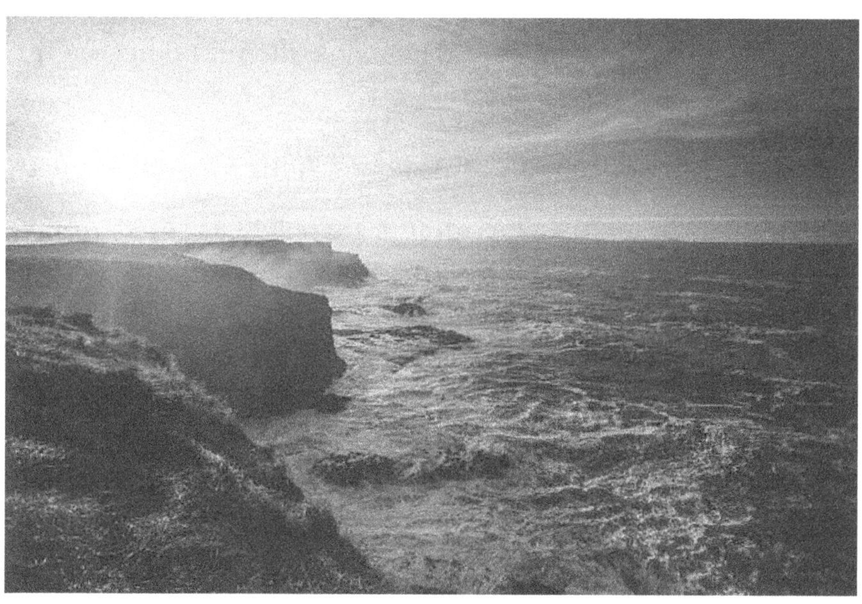

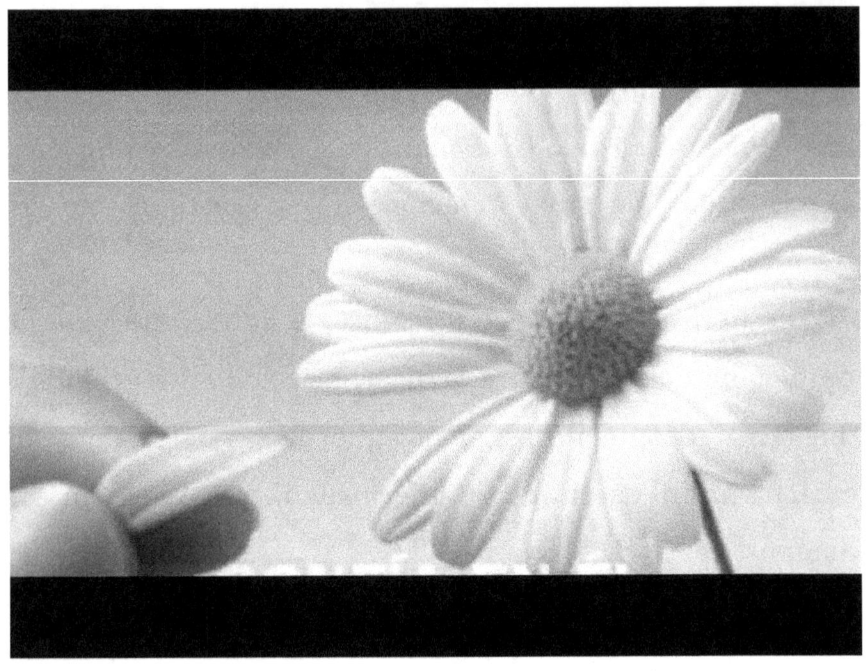

https://youtu.be/ukHpoALgsks

Mi familia… siempre todos sanos, de niña pensaba que la vida era de color rosa.

He tenido una infancia feliz, adolescencia, juventud…me siento afortunada, de poder afirmar, que he conocido la felicidad; pero empecé a descubrir la dureza de la vida, con 22 años que perdí a mi padre, la Kika se quedó sin esa persona entrañable, que todavía, con 22 años, me seguía preguntando: ¿Cuánto me quiere esta niña?, ¿De quién es esta niña?, pero esta vez, yo contestaba… ¡Pero papá!, ¡Que ya no soy una niña…, me he sentido siempre muy protegida en este nido, que te protege de los males de este mundo, muchas veces pensé que yo había nacido para ser la niña de mis padres, iba con ellos a todas partes.

En la adolescencia, a esa edad en la que los padres pierden protagonismo, y parece que la pandilla, los iguales, ocupan el lugar más relevante.

Detén completar el desarrollo de un yo con rasgos de personalidad definido, yo seguí ateniendo gusto de estar con mis padres, era casera y hogareña, me encantaba ir con ellos a conciertos de música clásica, ballet (tengo grandes recuerdos de los conciertos de la Granja de San Ildefonso, al aire libre, en los jardines de escenario.

Con mis padres, siendo niña y adolescente, son los mejores recuerdos de mi vida.

Me he sentido muy querida, apreciada y valorada. Mi padre…catedrático de latín, profesor agregado de la Universidad de Filosofía y letras (como antes se llamaba), mi madre, alumna de filosofía, mayorcilla, con un profesor joven…teníamos que nacer, mis hermanos y yo.

La Facultad de filosofía, ahí fui a parar yo, mi primera carrera, me encantaba leer a los filósofos, nunca me sentí estudiar en esa carrera, cumbre de la sabiduría, cuna de todas las ciencias, aquella sabiduría que no encuentra límites a la hora de abarcar, incluso los grandes misterios que la ciencia quiere desvelar.

Recuerdo que me encantaba leer a los filósofos, no estudiar, sí leer, y releer la obra de un filósofo es apasionante, porque con cada lectura descubres cosas nuevas, nuevos pensamientos, nuevas reflexiones, que te van haciendo asimilar, en toda su profundidad, todo un sistema filosófico, que te lleva a ideas, que te hacen despertar otras tantas, que te asombran cuando descubres su relación con otras, y vas construyendo auténticos esquemas mentales, complejos en su dimensión de significados, que se te abre la mente, hasta lo inimaginable, con la lectura de un Filósofo.

Que te da sabiduría en el pensar, desarrolla tu capacidad para encontrar el sentido y aprehender realidad, con tu pensamiento, viajar lejos muy lejos, donde tú quieras llegar.

Eres libre en el pensar, libre en la aventura de descubrir, navegar entre ideas, que te van maravillando, vas despertando a la complejidad de un mundo, que se te hace apasionante, la aventura del conocimiento y la grandeza de la capacidad de soñar y volar, más allá de lo inimaginable.

Y la Filosofía me trae recuerdos de mi infancia, recuerdo de pequeña ir a la Facultad de Filosofía, con mi madre esperábamos por los jardines hasta la salida de mi padre del trabajo.

Dedicado a la docencia, catedrático de Instituto, Doctor, que compaginaba la docencia en el Colegio Universitario Domingo de Soto de Segovia, con la docencia en la Universidad Complutense de Madrid y el Instituto Jaime Ferrán de Collado Villalba, docente de vocación, vivió para su trabajo, su trabajo llenaba su vida, pero se le diagnosticó Parkinson a la edad de 63 años, fue un palo para toda la familia, familia sana, no conocíamos enfermedad.

Me acuerdo de que por aquel entonces se daba una esperanza de vida de 12 años, a las personas con este diagnóstico, pensaba con alivio que todavía le tendría a mi lado una década más, nunca le vi quejarse del Parkinson, siguió con sus clases, hasta que tuvo que quedarse solo con el Instituto, pero no fue el Parkinson quien le llevo, fue un cáncer de estómago, del diagnóstico al fallecimiento pasaron tres meses.

No sé si el cáncer le apareció de la tristeza de la próxima despedida de su vida profesional, para él la jubilación era como un adiós a la vida, era un poner fin a una profesión que le llenó de sentido, vocación por la docencia.

Esta vocación le hizo sobrellevar el Parkinson, que nunca pareció que lo tuviera hasta que apareció el cáncer, un par de operaciones paliativas para poder seguir comiendo y, de repente, en cuestión de meses, parece que le devoró el Parkinson, se le puso el andar a pasos cortos, arrastrando los pies y encorvado, esa cara inexpresiva de muñeco, parece que una operación debilita a la persona de tal manera que, un Parkinson que no se notaba, dio la cara de manera fulminante.

Pero con voluntad, remontó, los tres meses de despedida de esta vida, pudo comer, pasear, viajamos a los pueblos de la Sierra Madrileña, a dar el paseo; recuperó un andar normal, con pasos normales, se le veía contento.

Aunque todos sabíamos que era el final, intentamos que mi padre no lo supiera (la típica reacción de la familia, que trata de evitar el sufrimiento de la persona que padece cáncer, desesperados para que los médicos no metieran la pata y hablasen de más...

A mi familia nos pasó, y es lo peor, porque esta situación lleva a que esos tres meses, fueron de despedida, en el fondo todos lo sabíamos, él también lo sabía, porque eso se sabe, se nota, se percibe de tantas maneras, todos sufriendo la enfermedad sin poder abrazarnos, ni despedirnos, ni decir un te quiero Papá, un gracias por tu cariño, por haber sido tu niña toda la vida.

El no hablar abiertamente del tema impide la despedida, es como si se pusiera un muro de incomunicación en medio de él y nosotros, cuando todos estamos pasando por lo mismo, y ese muro impide llevar la despedida juntos, con expresiones de afecto.

Ese muro de incomunicación impide que tu familiar marche acompañado y, se va, en soledad, acompañado de su familia, pero solo.

Hasta la última noche, mi esfuerzo era que mi padre no sospechase nada, ni por asomo tenía que dudar o saber que se estaba muriendo, y los últimos días se le veía llorar, con lágrimas en los ojos, más revelador imposible, era para abrazarle y mirarle a los ojos, escuchar su corazón, lágrimas que requerían amor y acompañamiento íntimo de su familia, acompañar a mi padre en ese tránsito a la despedida de la vida...

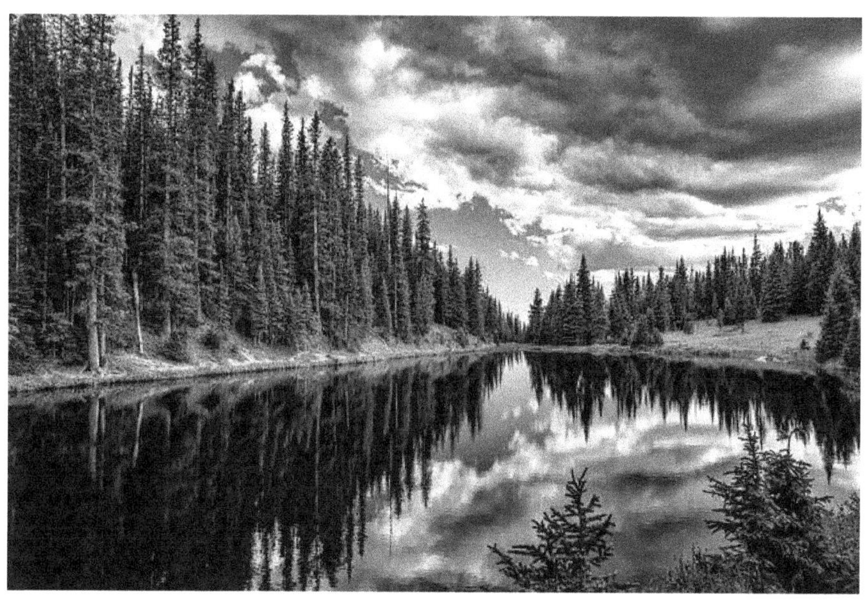

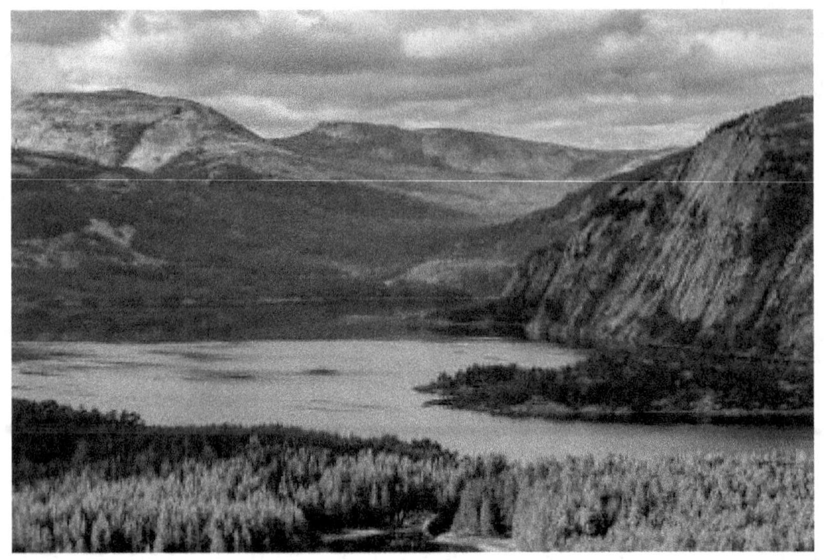

Me he desviado de tema, pero... se me ha pedido que, de testimonio de mi enfermedad, y no puedo hacerlo sin dar testimonio de mi padre, quien fue un ejemplo de afrontamiento hasta el final, el Parkinson no le impidió seguir con su vida.

Está claro que para vencer la batalla al Parkinson hay que tener una vocación, un camino, una meta, que te ate profundamente a la vida, pero no atadura que oprime, sino atadura que libera, porque tu estar aquí en la vida tiene un sentido.

A mi padre no le llevó el Parkinson, ni el cáncer, le llevó la pérdida de ese camino, esa vocación que le llenó toda su vida, vida entregada al trabajo.

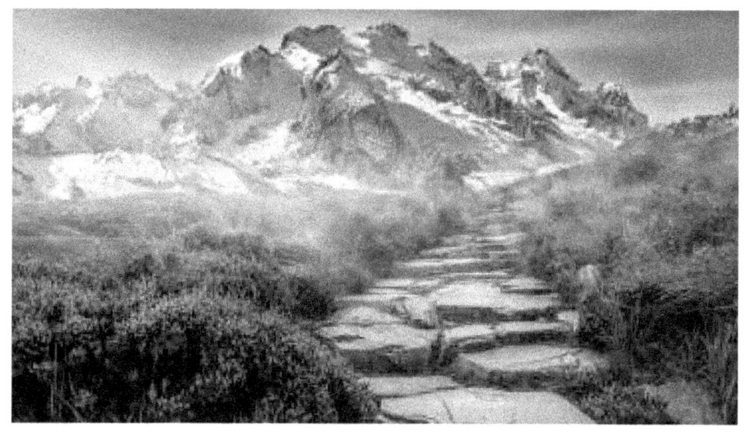

El hecho de que yo tenga Parkinson es una casualidad, he pasado por todos los estudios genéticos, y no tengo ninguno de los genes que se asocian al Parkinson, el hecho de que yo tenga Parkinson no es porque lo haya heredado de mi padre, es pura casualidad.

Aunque entonces no se pensaba que el Parkinson se heredase, siempre tuve un temor irracional a tener Parkinson, no sé por qué, había en mi interior una intuición, un algo, un sexto sentido, que me hacía pensar, incluso saber, que yo padecería el Parkinson.

Ese futuro que me esperaba, siempre lo he tenido en mi mente, ni yo misma sé por qué. Me veía con Parkinson, años, muchos años antes de padecerlo, a lo que me respondía a mí misma, en mi diálogo interior… todavía me quedan muchos años para eso, además no se hereda, puede que no venga conmigo ese diagnóstico tan impactante…, cuantas veces me habré dicho eso en mi interior.

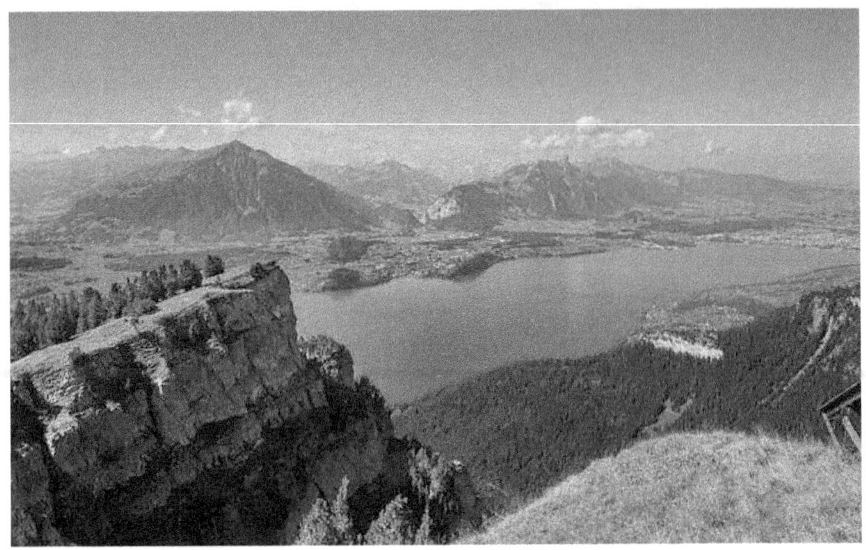

Después de perder a mi padre, vida apegada a mi madre, con 22 años ya sabía lo que es perder a tu padre, ser entrañable, el que alimentó mi autoestima, el sentirme colmada de afecto y de valoración, se lo debo a mi padre, a quien dedico, la dedicatoria final de un libro muy especial Learning With emotions, donde cierro el libro acordándome de personas queridas, pero el mensaje principal es "Altissima quaeque flumina minimo labuntur sono", que significa Los ríos más caudalosos son los que menos ruido hacen.

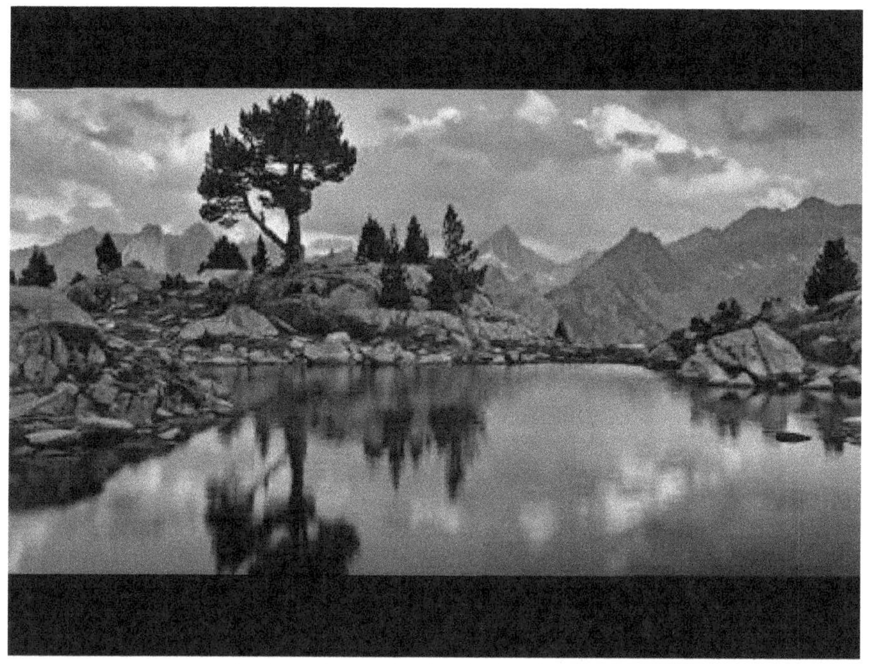

https://youtu.be/b2_rMQ4yAJU

Grandes personas, que pasan por esta vida sin hacer ruido, pero son grandes torrentes de agua caudalosa, personas imponentes, que ocultan su grandeza tras una sencillez y humildad que todavía les da más valor, auténticos héroes que visten de normal, pero que por dentro esconden la capa de súper héroes, oculta a los ojos de los demás. Para que me entiendas, pincha este enlace...

A veces pienso que he tenido una infancia y juventud de felicidad, porque luego sería golpeada y tocada de lleno por la adversidad, ese mundo que yo pensé rosa, en el que yo me sentía eternamente arropada por mis padres, como el niño que piensa que el presente es eterno y que, siempre se va a experimentar niño.

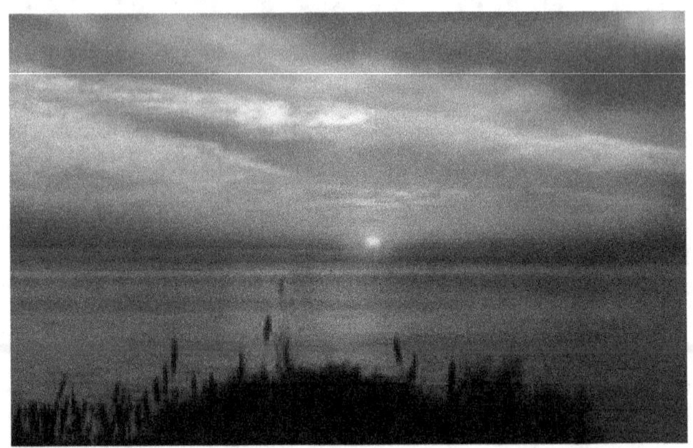

Es curioso, nunca he querido hacerme mayor, siendo una niña ya tenía la noción del tiempo, me sentía afortunada de ser niña, de no pertenecer al mundo de los adultos.

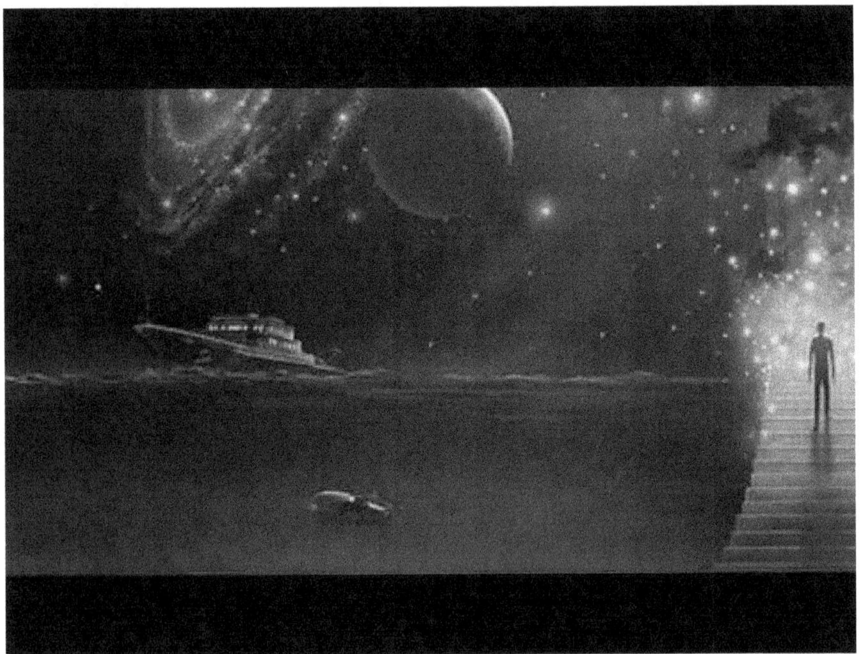

https://youtu.be/Bs-W_Hd1k9w

Me encantaba el colegio, mi primer día de colegio no fue de llanto por la despedida de las madres que dejan a sus niños entre lágrimas, yo era la pequeña de seis y siempre miraba con envidia cómo mis hermanos iban al colegio y yo me quedaba sola en casa.

Mi primer día de colegio fue ese día tanto tiempo deseado y esperado, era feliz mi primer día y, no podía entender cómo el resto de los niños lloraban; me pase la mañana preguntando a todos ¿Por qué lloras?, no salía de mi asombro y, mayor era mi asombro al escuchar la respuesta

Porque mi mamá se ha marchado, a lo que yo respondí ¿Y por qué lloras porque tu mamá se ha marchado?, a lo que me respondían Porque no va a volver y yo, no daba crédito, pensaba, pero ¿cómo no va a volver, qué disparate… mi asombro no dejaba de crecer, pero ¿cómo no va a volver?,

Preguntaba, sin darme cuenta, ya de pequeña, el primer día de colegio me las vi practicando el método socrático, que mediante preguntas sacas lo que hay, lo que un interior esconde, pero en este caso no era mi intención ayudar, solo entender por qué, mi mayor día de felicidad, otros niños lloraban….

Pero lo cierto es que me sentí más feliz al comprobar, que finalmente les dejaba sin respuesta, por conducir a un absurdo, pero ¡cómo tu mamá no va a venir a por ti…la mía sí viene, y la tuya también, las mamás vuelven!, ¿De verdad?, Sí …y cesa toda lágrima.

Me acuerdo como si fuera ayer, hay ciertas memorias de la infancia que permanecen, otras se borran, pero nos acordamos con mayor facilidad de las de mayor carga emocional, o por ser emociones negativas, de alto impacto, o por ser experiencias cargadas de esas emociones que todos deseamos experimentar.

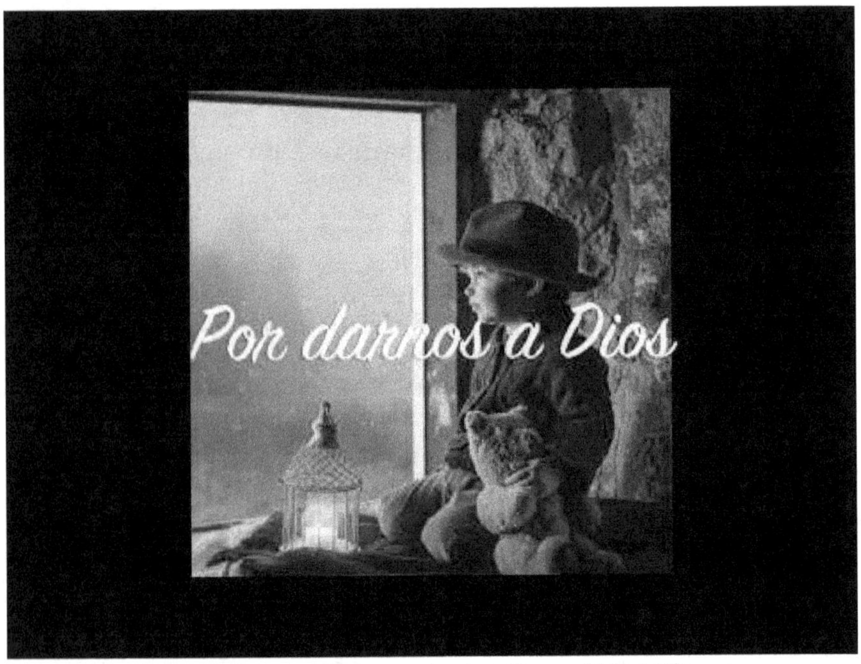

https://youtu.be/n_O_nyfMvNQ

Mi infancia, etapa de felicidad, me sentía privilegiada de ser niña, no quería que el tiempo pasase, siendo niña era consciente de mi deseo de seguir siendo niña eternamente, tener toda mi vida a mis padres y mis hermanos, nunca crecer.

Veía cómo iban pasando los cursos, los años anunciaban su despedida uno tras otro, esa vida de color de rosa, pronto anunciaría su fin, despertaría a la crudeza de la vida.

Descubrí que la vida viene cargada de tormentas, vendavales, borrascas, huracanes…cuando tu padre recibe un diagnóstico que anuncia despedida, cuando vives su pérdida, me acuerdo que entramos una tarde con él a urgencias, entró andando por su propio pie, y tres horas después, salíamos con una bolsa de plástico con sus pertenencias, mi madre y yo solas, asistí a su despedida…tuve una de esas experiencias que no nos atrevemos a contar, porque quien no quiere creer, aunque sea el mayor testigo del mayor milagro de este mundo, no creería, siempre dirá que son alucinaciones fruto de las emociones del momento…y he podido comprobar como quien no quiere creer no creerá nunca.

Muchas personas que sufren pérdidas de seres queridos, experimentan y narran este tipo de experiencias, y se dice que tiene explicación neurológica, se activan ciertas áreas cerebrales que nos hacen propensos a alucinar en momentos de alta carga emocional, pero es absurdo, podría ser cualquier tipo de alucinación, podríamos ver colores, oír sonidos...pero es el beso de un ser querido, una sensación, una experiencia nunca experimentada, en ningún momento esperada o buscada, que me expliquen por qué sentí lo que sentí.

Mi preocupación era que por ese afán de que mi padre no sufriera le ocultamos que se estaba muriendo, hasta el último momento intentamos que no fuera consciente de que se estaba muriendo, yo misma le dije Papá, cierra los ojos y descansa, ya verás como cuando te despiertes te encuentras mucho mejor..., tenía la respiración de la agonía, cuando dejó de respirar, de repente me entró la preocupación, pobre papá, no le hemos preparado para este paso, esté donde esté estará asustado.

He leído por ahí, historias de santos en los que se relata cómo el espíritu del mal ataca en ese momento de transición a la otra vida, intentando robar un alma a Dios hasta el último momento.

He oído experiencias de personas que han estado en riesgo de muerte y, al despertar, cuentan cómo se han visto a sí mismas fuera del cuerpo, viendo desde fuera su cuerpo...todo esto, que escuchas por ahí, no sé cómo será, lo que está claro es que hay vida después de la muerte, esto es un hecho y hasta es de sentido común, porque somos más que nuestro cuerpo, nuestra mente es mucho más que nuestro cerebro, nuestro organismo vivo no es capaz de explicar todo lo que somos, la experiencia del propio Yo, de la propia consciencia.

De hecho, el ser humano es capaz de intuir toda esa realidad, que hay más allá de este mundo que se nos muestra.

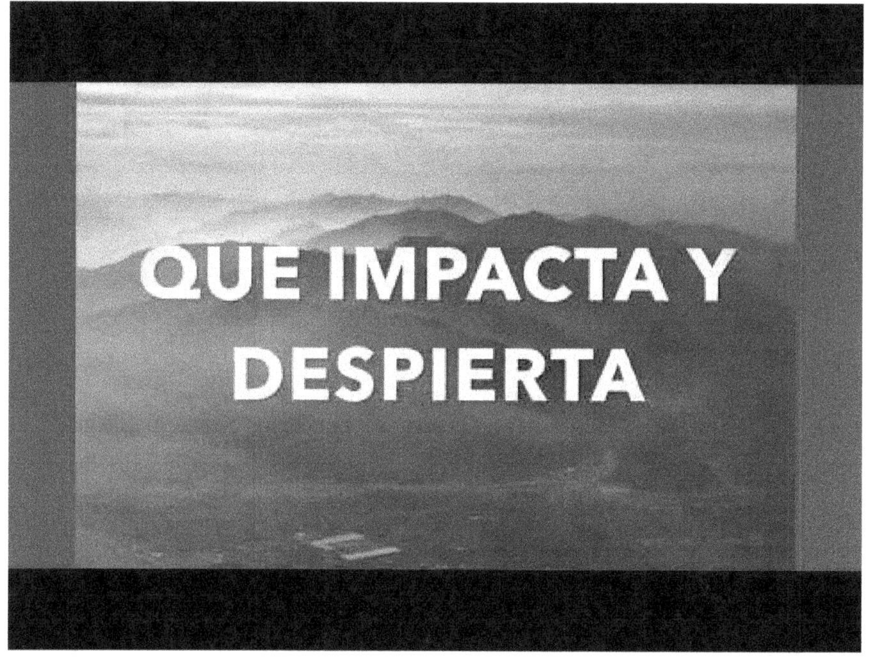

https://youtu.be/aCjzgL9RdJQ

El ser humano en la búsqueda del sentido, que va colmando deseos en su caminar, que cuando conquista un deseo anhela otro, que cuando tiene todo lo deseado en este mundo, sigue buscando, parece que el ser humano no se sacia…y es que aspiramos a nuestros orígenes, procedemos de Dios, es Dios el que trasciende nuestro ser y nos da existencia, venimos del mismo Dios, la plenitud del Ser, del amor mismo, mientras no sea el mismo Dios el que nos sacie, seguiremos eternamente buscando sentido, buscando meta y dirección.

Es obvio que hay una esencia eterna que impregna de ser a la existencia y que, hay más realidad que la que nos muestran los sentidos, ¿Por qué tanta incredulidad cuando se habla de estas experiencias?, una persona que toca madera para evitar una desgracia, una persona que no se atreve a vestir de amarillo, una persona convencida de que le han echado un mal de ojo, luego no cree en una experiencia de un hecho acontecido y demostrable.

Pues hoy en día hay que ser valientes para compartir este tipo de experiencias, porque si no se piensa que te falta algún tornillo de tu cabeza.

Lo único que os puedo contar es que ante mi preocupación de no haber preparado a mi padre para ese momento de tránsito, me puse a hacer oración, porque Dios es ese teléfono que nos pone en línea directa con nuestros seres queridos, además fuera de este mundo limitado, no hay espacio y tiempo, esto quiere decir que ni el espacio nos separa, ni el acontecer del tiempo, Dios es la misma existencia, esa existencia que me da ser, que me trasciende a mí y a todo ser, la unión con nuestros seres queridos es en Dios, unión más íntima y más preciosa no puede haber, de manera que podemos decir que estamos más unidos a nuestros seres queridos que nos dejaron, más unidos de lo que estuvimos en vida, porque podemos hablar con ellos, que ya son en Dios, fuera de este mundo que nos separa y nos limita…

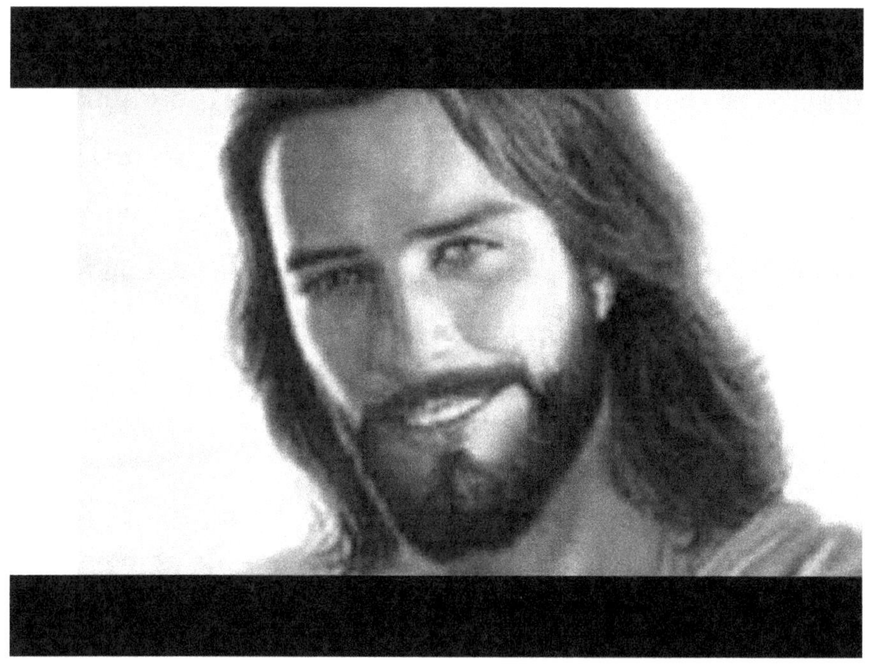

https://youtu.be/aF1hFgvlseI

Retomando la experiencia de aquel día, en una habitación de hospital, en ese momento en el que mi padre dejó de respirar, yo, con 22 años y, siendo para mí un momento de llanto y dolor, pero llena de amor de Dios y con confianza plena en ÉL, me puse hablar con Dios, con ese Dios que todos llevamos dentro, sin dudar en un instante que me estaba escuchando y me estaba concediendo mi petición.

En ningún momento dudé que mi padre, a través de Dios, me estaba escuchando, mi oración fue muy simple: Jesús cuídamelo, cuídamelo Jesús, ahora está contigo.

Papá no tengas miedo de que Jesús está contigo, Él te quiere y te cuida, Papá no tengas miedo, te quiero mucho, no dudé en absoluto, tenía la certeza de estar siendo escuchada, pero para nada pensé que iba a experimentar un milagro precioso, una experiencia que no encaja en ningún tipo de alucinación, experimenté la auténtica comunicación, esa de la que tanto hablo, la comunicación sin palabras que es puro sentimiento.

Mientras yo hacía mi oración, sentí un tacto en mi mejilla, un tocar sin tocar, no es como cuando algo te toca, era como un tacto que te traspasa la piel, no choca contigo, pero lo sientes, tu piel percibe, siente, no una cosa material, pero percibes algo que es tacto, no hay vocabulario para explicar, en la mejilla percibí un roce, un tacto que traspasa la piel, muy suave, acompañado de sentimiento de amor dentro de mí, Amor hacia mí, que alguien me explique cómo se puede experimentar amor en el interior que es ajeno a ti, no procede de tu interior, sino que te llega.

Pero aún más, era amor mezclado con gozo, ¿Gozo?, yo nunca he experimentado gozo en mi interior y, menos estando llorando y llena de dolor, noto el tacto de un beso que inmediatamente se manifiesta en un sentimiento de Amor mezclado con Gozo, pero lo más sorprendente, lo más precioso es que sentí a mi padre, experimenté a mi padre en mi interior, era mi padre que sentía gozo, estaba gozando…y me hacía sentir ese amor que él sentía hacia mí. Descubrí que puedes estar plenamente unida a alguien sin palabras, sin lenguaje…no hace falta palabras para transmitir emociones, que son la auténtica existencia, aquello que llamamos Ser, lo que Es, ese Dios que nos da existencia a cada instante, es existencia amante, Dios ama y da la dicha y el gozo con Amor.

Duró esta experiencia unos segundos, nunca más en mi vida he vivido algo semejante, ni antes ni después, por mucho que quiera volver a sentir, experimentar, soy incapaz de sentir gozo, que es más que alegría.

Todo esto que cuento, tiene mucho que ver con cómo afronto el Parkinson, y tiene mucho que ver con la gran cantidad de posibilidades que nos ofrecen nuestras emociones, para luchar contra esta enfermedad, que repito, la clave para afrontar y vencer, son nuestras emociones, esa realidad profunda que en el fondo somos, seres que sentimos.

Primera reacción ante al diagnóstico:

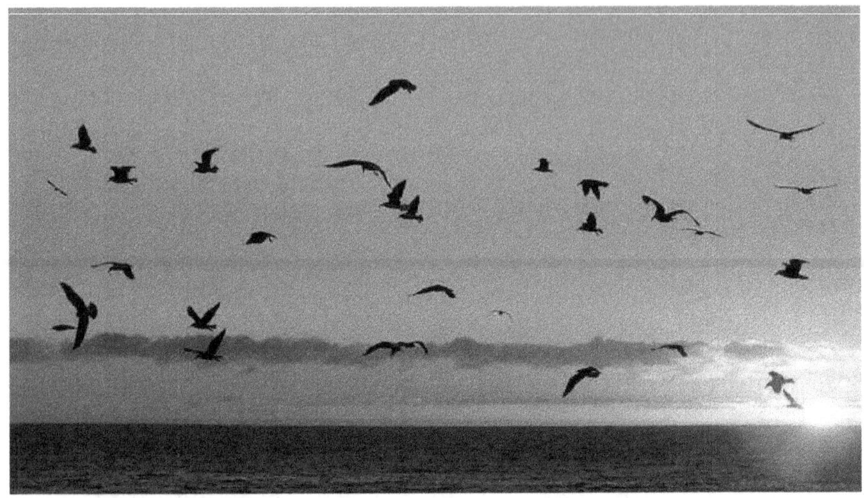

Otra etapa de mi vida en la que la tormenta golpea con fuerza hasta remover tu yo más profundo fue el diagnóstico de cáncer a mi marido, a la vez que yo fui diagnosticada de Parkinson, en un momento en el que la vida nos sonreía, estábamos a punto de cambiar de casa, una casa con luz, amplia, con jardín exterior, el mismo día en el que se iba a firmar la hipoteca mi marido recibe el diagnóstico, un cáncer de mal pronóstico, muy agresivo y con mucho riesgo de recidiva, casi cara o cruz, tengo que decir que a día de hoy hemos pasado la etapa de tanto riesgo, acude a sus revisiones, y tras los miedos iniciales, tras cada revisión, experimentamos el alivio de saber que todo está bien.

Este diagnóstico de mi marido, en un primer momento me hizo llevar sola el impacto del diagnóstico de Parkinson, la asimilación de esa enfermedad, ya conocida por mí, temida por mí, por esa intuición que me perseguía, el fantasma de un Parkinson que acechaba mi interior.

Sin saber por qué, ese monstruo del Parkinson, que irrumpió en la vida de mi padre, ahora me esperaba a mí, monstruo de grandes dimensiones me espera, frente a frente, cuerpo a cuerpo, intimidando, ahora era yo la presa de este monstruo, que miraba frente a frente, a mi interior más profundo, queriendo adueñarse de mi vida y de mí mismo yo, el monstruo se fue con la última despedida a un padre entrañable, pero ahora, salía a mi encuentro en un momento en el que toda la atención y el apoyo era para mi marido, hospitalizado y luchando por su vida.

Mi vida se presentó como la mayor tempestad conocida por mí, era un auténtico nubarrón.

Me encontraba en plena tormenta, con un niño muy pequeño fruto de nuestro amor, con la ilusión de una nueva casa, nueva etapa para una familia.

Lo que días antes era una etapa que se abría a la ilusión y la felicidad, una vida nueva y mejor, todo dio un vuelco, todo se torció, todo desapareció, tenía ganas de llorar, buscaba momentos de soledad, para desahogarme y dejar salir esas lágrimas que aguantaba todo el día, para que no se me notase.

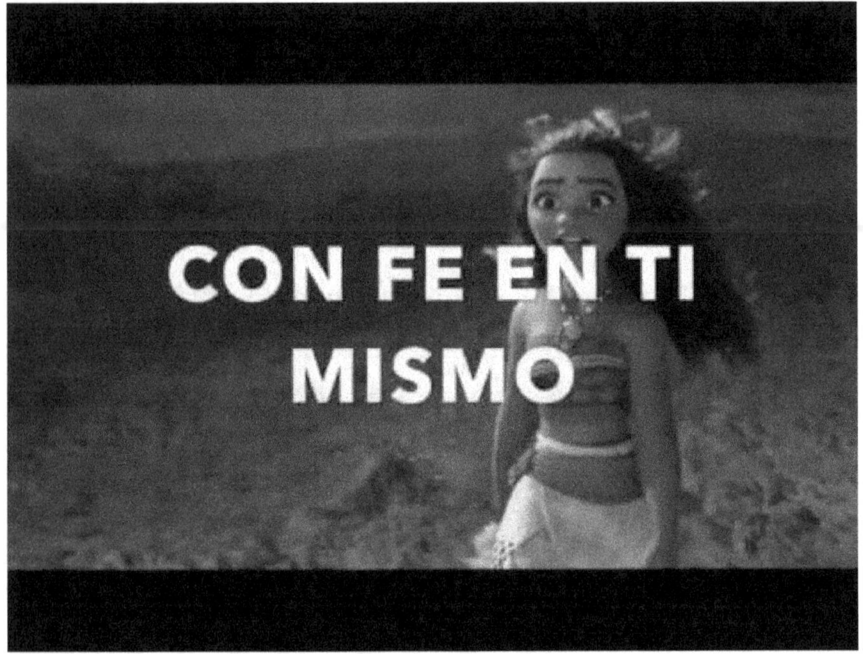

https://youtu.be/0KtpcmBrpMU

Como primera reacción el Parkinson es experimentado como un verdadero monstruo que toma posesión de tu vida.

Siempre tuve ese temor irracional a tener Parkinson, pero llega el día en que se te comunica y no te lo crees, ¿Parkinson yo? ¡Imposible!, lo que es la reacción de negación, algo que rondaba en mi cabeza se hace realidad, basta que sea un hecho, algo que sí está ocurriendo, para que pienses que es otra cosa, para que niegues que eso te pueda estar pasando, tu mente se escapa de semejante dolor buscando otras posibles causas, otros diagnósticos que pudieran explicar.

Sentí toda mezcla de emociones, conocidas por mí como Psicóloga, por haberlas visto en mis pacientes, por haber leído sobre ello, pero cuando la adversidad impacta de lleno en tu propia vida, ya es un conocimiento que te da la vida, se hace experiencia interior que cambia a la persona.

Diagnóstico de Parkinson a una Neuropsicóloga:

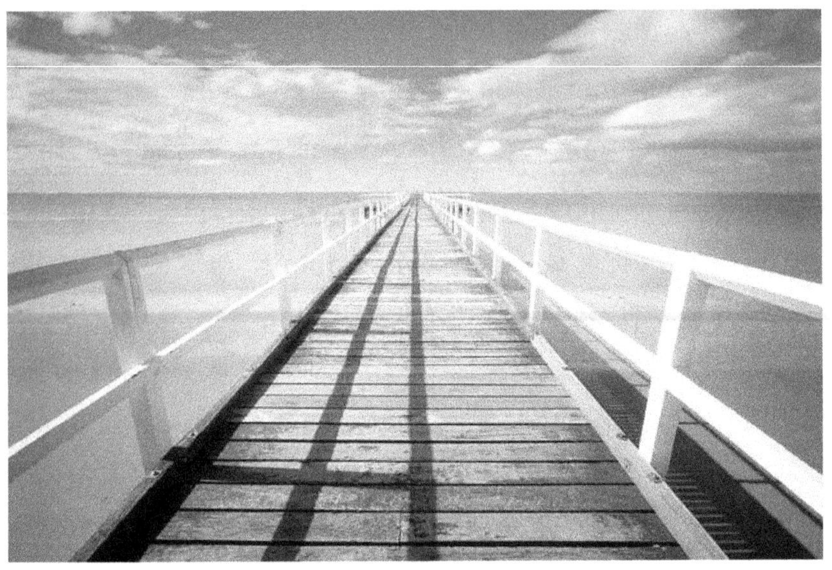

Ser Neuropsicóloga te hace más sensible a un diagnóstico de tipo neurológico, el impacto es mayor; un diagnóstico de Parkinson no puede ser menos, el impacto es grande.

A mi padre le protegió el no saber realmente qué era el Parkinson en toda su profundidad y complejidad, pero en mi caso, me enfrenté a un diagnóstico plenamente conocido por mí como profesional y como hija de un enfermo de Parkinson.

Cuántos pacientes con Parkinson he visto, tantos, tantas vidas que afrontan ese impacto del diagnóstico y el afrontamiento de la enfermedad en todas sus etapas...

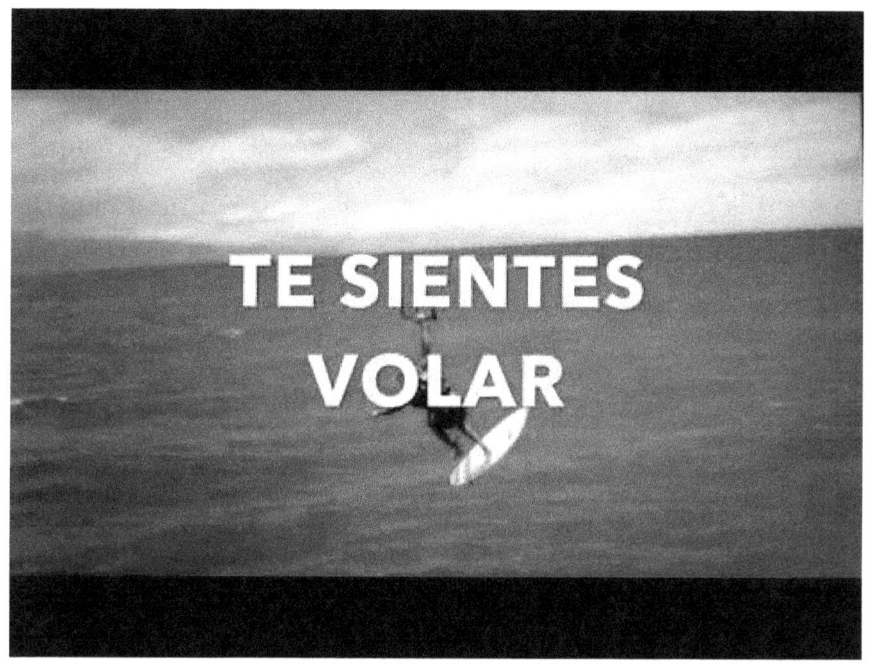

https://youtu.be/O49W1ewOh_4

Es inevitable verme a mí misma en cada paciente que veo con este diagnóstico, ¡Y eso que no hay dos casos de Parkinson iguales!, nunca se sabe cómo va a evolucionar en tu caso, tanto en velocidad como en grado de severidad, pero es inevitable la comparación.

Un caso que me tocó de lleno, un paciente que valoré con estudio neuropsicológico solicitado por neurología, comenzó con el diagnóstico a mí misma edad, lo que llamó mi atención, me sacaba una década en edad, en él me estaba viendo a mí misma en diez años, sabiendo que no tengo por qué seguir los mismos pasos, pero la irracionalidad del temor y el miedo a lo que está por venir, es inevitable, te lleva a compararte y a tratar de averiguar tu posible evolución basándote en casos que tú misma estás tratando.

Un paciente que inicia a la misma edad, pero diez años mayor, con una disartria llamativa que hace muy difícil la comunicación; lenguaje comprensivo intacto, pero el lenguaje expresivo severamente afectado por el problema motor en los músculos que permiten la fonación con una adecuada articulación de las palabras.

Me desplomé por completo, me estaba viendo a mí misma en diez años, sin poder ejercer mi profesión, una Psicóloga con disartria es como un pájaro sin alas, tengo que decir que el estudio neuropsicológico fue bueno, grandes resultados, persona inteligente y sin deterioro cognitivo... eso me hacía ser optimista, pero ¡La disartria! me llenó de temor.

Y una premisa básica es no compararse con otros casos, que pueden ser muy distintos al tuyo propio en evolución y pronóstico.

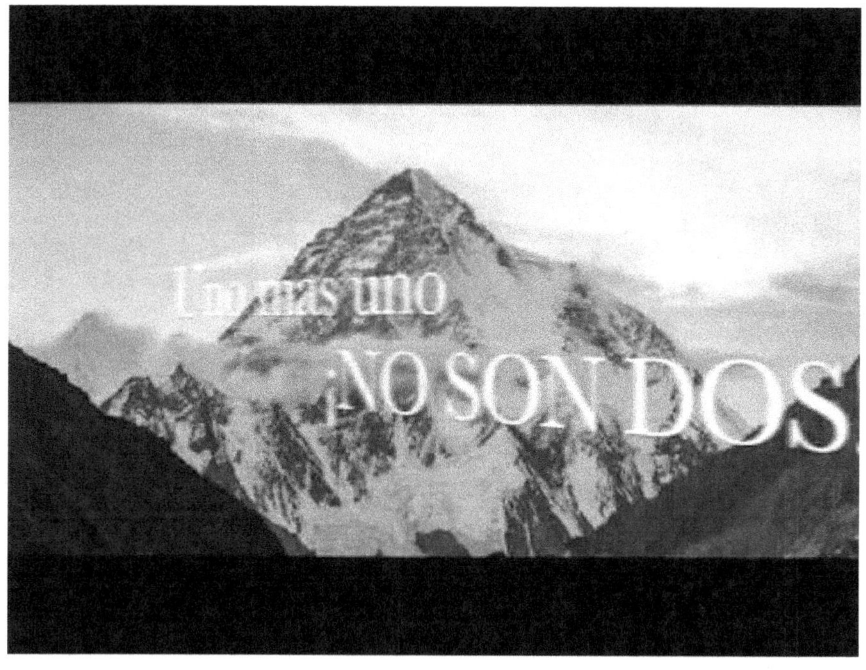

https://youtu.be/d9qFBIJqtz4

Una pausa a la lectura, descubrirás lo que significa esta frase: "Uno más uno no son dos, y entenderás que el afrontamiento de un diagnóstico de Parkinson es la demostración de una verdad más profunda y real, es esta: "Uno más uno será lo que tú quieras que sea".

De la negación a la aceptación

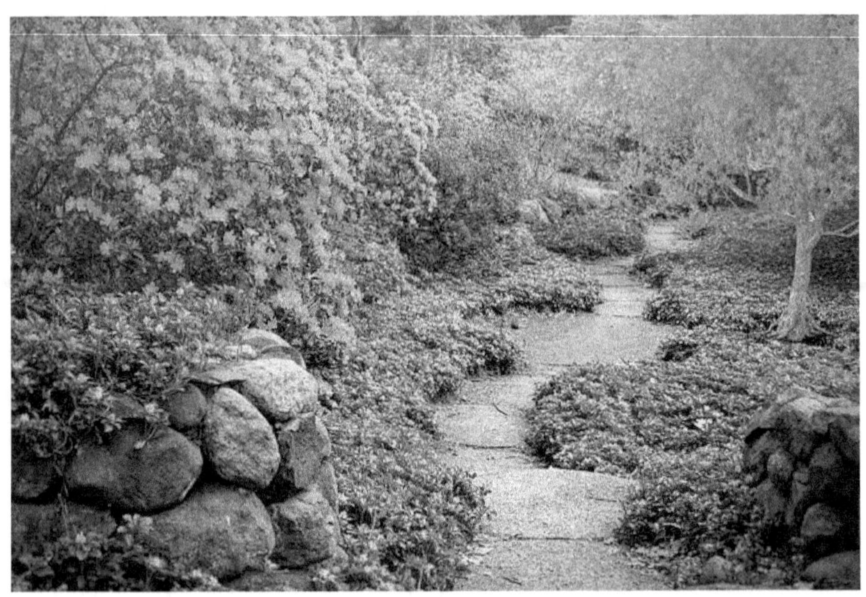

Se me hace difícil escribir acerca de una realidad tan compleja, cómo se transforma toda una vida tras un diagnóstico de alto impacto emocional, es sorprendente, pero te cambia por completo, hay un antes y un después, recibir el diagnóstico de una enfermedad neurodegenerativa es tan duro, que te zarandea, te remueve por dentro, quiebra tu vida tranquila tal y como la tenías prevista, una vida normal y predecible...

De un día para otro se transforma, la realidad cambia, el cómo te sientes contigo misma y con el mundo que te rodea es diferente, todo parece distinto, a mí misma me experimento con extrañeza, hay algo que te invade por completo, que toma posesión de tu ser, por un momento te deja bloqueada, sin capacidad de reacción.

Te sientes desbordada ante un diagnóstico que te queda grande, que rompe todos tus esquemas mentales y toda tu vida, el sentido mismo de tu existencia, parece como si hubiera perdido mi punto de apoyo, mi norte, mi referencia, aquello que hace que todo tenga un sentido, que todo tenga un porqué.

Pero todo es obscuridad, auténtica boca del lobo, sientes que tu vida tiene acompañante inesperado y no deseado, hay un nosotros que se ha quedado en mi vida, con un tú que se muestra monstruo monstruoso, de los monstruos de esta vida, es de los peores.

Respiro miedo por todas mis entrañas, parece que la vida anhelada, el mundo emocional y de tus sueños te espera a que te despiertes de este letargo invadido por el miedo, la vida pide un BASTA al sufrimiento, la vida pide un STOP a la agonía, un grito quiere salir de tu interior.

Ya no se puede sufrir más, la vida pide liberación, la vida pide vivir, VIVIR, recuperar mi vida donde la dejé antes del diagnóstico, sacudirte esta sensación de extrañeza, despertar de la pesadilla, la vida sigue…

La vida pide amor a la vida, amor a raudales, la vida te pide que salgas de tu agonía, que te reveles contra la adversidad y te hagas libre, libre para amar.

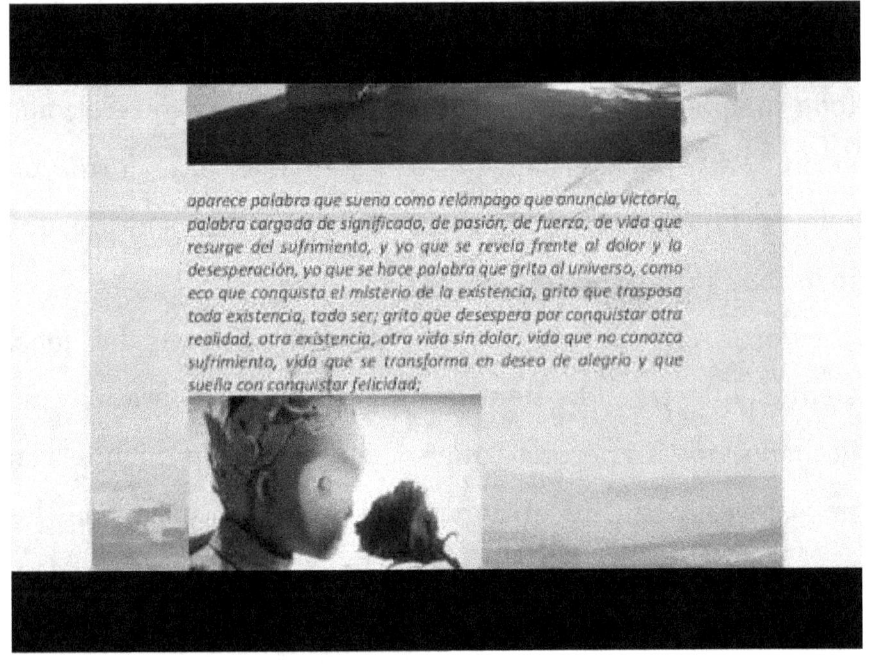

https://youtu.be/wZzWHyHh7v8

Es como si todo el sufrimiento, toda la angustia, toda la rabia sentida por un diagnóstico que no quieres, se convirtiese en fuerza que te hace crecerte, experimentas lo que significa sentirte libre, de pronto te vacías de todo deseo, toda atadura, toda inquietud que no sea, abandonarte al amor, te sientes espíritu libre, nada te ata a nada en concreto, ya no pides nada para ti misma, descubres camino, sentido, sendero…

El ser golpeada por la vida, tras un primer momento de desesperanza y dolor, te fortalece, es como si despertases a lo que verdaderamente eres, descubres tu esencia profunda, te sorprendes repleta de fortalezas que te dan alas para volar bien alto, sientes una serenidad profunda de quien sale de sí, para mirar al otro.

Transformación increíble, te sientes águila que se eleva frente a toda tormenta, vendaval o huracán, da igual lo que venga, pareces estar en otra dimensión, en un plano en el que ya nada te daña, la vida a dado un giro radical e inesperado.

Se te abren los ojos, ves tu vida con otra perspectiva, más amplia, que abarca más, sientes una llamada, una vocación…ayudar a toda persona que sufre enfermedades limitantes, progresivas, neurodegenerativas, crónicas, cualquier tipo de patología que traiga sufrimiento, quieres aliviar el sufrimiento de otros y sembrar felicidad.

Quieres lanzar el mensaje de que SE PUEDE ser feliz pase lo que pase en tu vida, bueno o malo, siempre puedes decidir atormentarte y sufrir la agonía en vida, o decides despertar a esa nueva vida que te espera, llena de sentido, volcada en el otro, despertando a la ilusión de ayudar, sembrar, crear, innovar, colaborar a embellecer este mundo con los grandes valores que nos hacen humanos.

Te vuelves más sensible para apreciar la belleza que te rodea, aprendes a valorar lo que es verdaderamente importante y descubres aquello que solo es ruido en tu interior, preocupaciones que son NADA y nada son

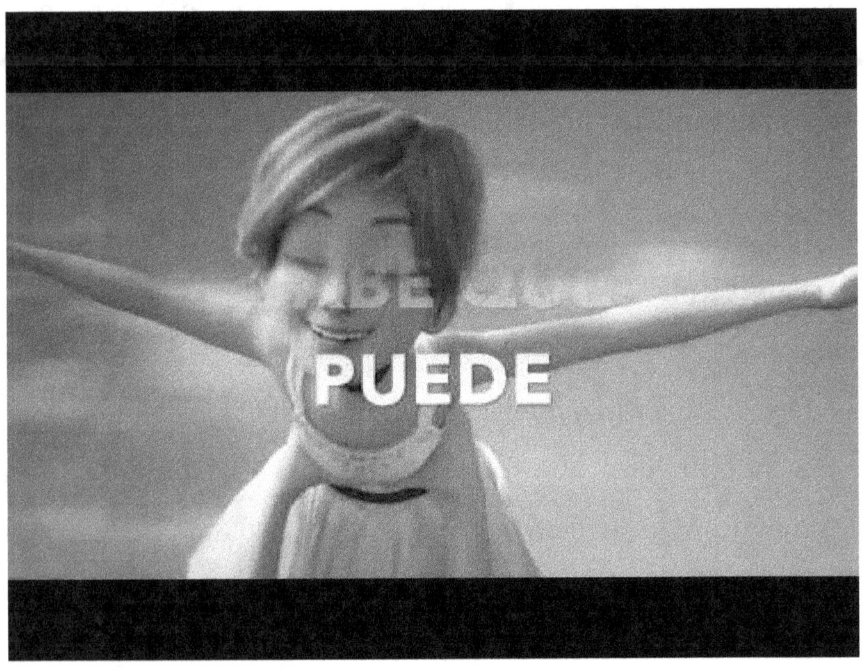

https://youtu.be/x3N29zQNAIQ

Cambia tu escala de valores y tu listado de necesidades, este se reduce drásticamente porque ya no pides nada a la vida, solo caminar tu camino, recorrer los senderos que se te vayan abriendo, coronar montañas, vencer oleajes, domar tormentas, descubres la vida como una gran aventura, como un gran reto que te pone a prueba a cada instante, a cada instante te sientes libre para amar, para dar lo mejor de ti misma.

Gran misterio, como lo que se presenta como un mal, como una auténtica tragedia que te quita la vida, cómo puede convertirse en fuente de dicha y de felicidad; cómo el dolor y el sufrimiento hace despertar a esa persona que verdaderamente somos, por qué el sufrimiento hace personas extraordinarias por su capacidad para vencer las grandes adversidades de esta vida,

¿Por qué el sufrimiento embellece el interior de una persona? ¿Por qué cuando la vida te vacía de todo te llena de fortalezas interiores?, ¿Por qué cuando la vida te quiere quitar tus sueños te ves volando hasta más allá de donde se encuentran tus sueños? ¿Por qué se puede sufrir y ser feliz a la vez?, ¿Por qué la vida te trae su contrario, en la cumbre del crecimiento personal, cuando la vida te obliga a madurar, toda realidad te muestra su contrario, rompiendo todo esquema mental que te ate a este mundo limitado y que anuncia otras realidades que trasciende toda existencia.

Bajo el dolor te encuentras serenidad profunda, tras el miedo y el temor, te encuentras la certeza, la seguridad, el convencimiento extremo, la desesperanza se te muestra lucero en que te muestra el camino que te llena de esperanza, el sufrimiento te abre las puertas de la felicidad…¿cómo es posible? ¿Qué está pasando?¿Por qué?

Vivimos en un mundo que es pura apariencia, que parece lo que no es, que solo se nos muestra en su esencia, cuando la vida nos desprende y nos quita todo, de repente vemos, sentimos, experimentamos, lo que no veíamos, sentíamos y experimentábamos, ¿Cómo tras un diagnóstico de Parkinson la vida se te puede presentar maravillosa? ¿Por qué?

Porque te creces, todo el sufrimiento se convierte en fuerza interior que se revela contra todo sufrir, toda lágrima derramada se convierte en pasión por la vida, en lucha la vida, por recuperar el vivir verdadero, la vida se descubre llena de sentido en el sufrimiento que te hace despertar al amor, nace en tu interior una nueva vocación, o descubres la que ya tenías que ahora despierta y brota del interior.

Nueva vocación que hace persona nueva que te lleva al renacer interior; vocación que despierta tu voluntad por vencer todo sufrimiento ajeno, regalando amor y felicidad, arrastrar a otros que sufren a descubrir el camino hacia la felicidad, hacia la verdadera felicidad, que no es conquistar todos los deseos, sino valorar lo que somos, lo que tenemos, sintiéndonos afortunados de ser libres para amar.

Querer transformar el mundo trazando sendero para los demás, yendo tú por delante, abriendo camino. Un diagnóstico que parecía habértelo quitado todo, te lo devuelve todo, tú vida ya no es lo que era, ha cambiado, hay un antes y un después desde que el Parkinson entró en tu vida.

Tu vida da un giro radical, el futuro que parecía volverse incierto, el presente se presenta todo dolor, experimentando la crisis emocional en toda su crudeza.

La vida te sorprende con una enfermedad que ataca a tu cerebro, pareces haber perdido la normalidad y todo apoyo, pareces llenarte de temores que buscan su desintegración, hasta fundirse en la nada...

El yo, que llegó a experimentarse débil, vulnerable, frágil, yo golpeado por la crudeza de la vida, se muestra ahora sin inquietud, sin temor, sin perturbación, porque ahora la serenidad es lo que siente.

Cuando la adversidad te mira, es como si te lanzase una flecha traicionera; cual cupido es para el amor, la adversidad es para el dolor y la impotencia, el sentirte incapaz de decidir tú la sucesión de los acontecimientos de tu vida, la adversidad te hace experimentar el mundo como incontrolable.

Parece que lo que sucede en tu vida no depende de ti, simplemente te lo encuentras y padeces, tú no lo elegiste, pero te tocó conocer, sentir y comprender la adversidad en toda su crudeza, pero cuando llega ese momento en el que la gota derrama el vaso,

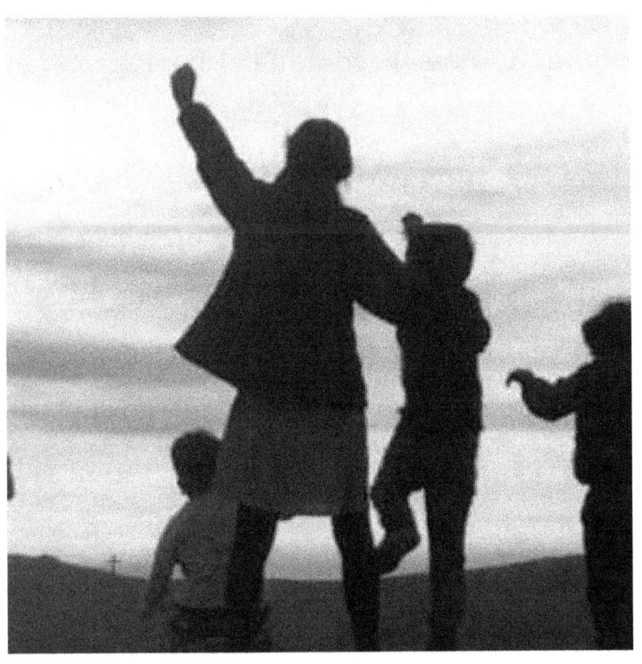

En ese momento en el que parece que ya no puedes más, te descubres libre frente a toda adversidad, te descubres dueña del tiempo y de los acontecimientos, te das cuenta de que el acontecer de la vida solo te daña si tú te dejas, solo te experimentas presa de la esclavitud de la adversidad que tú no quieres, cuando te revelas contra ella.

Pero si te creces, si aceptas la adversidad con toda su crudeza, si aceptas el diagnóstico de Parkinson y te liberas de toda negación, en ese momento te liberas del no puedo.

Miras cara cara al monstruo, plantas cara a esa ola que viene gigante, te subes con valentía a la cresta de la ola, te das cuenta de que todo ese viento que viene contrario, todas esas emociones que te tambalearon por dentro, ese dolor, esa rabia, esa sensación de ser invadida por el temor a un futuro incierto, se convierte en fuerza del viento que te impulso, fuerza que viene cargada de valentía, coraje, pasión por la vida.

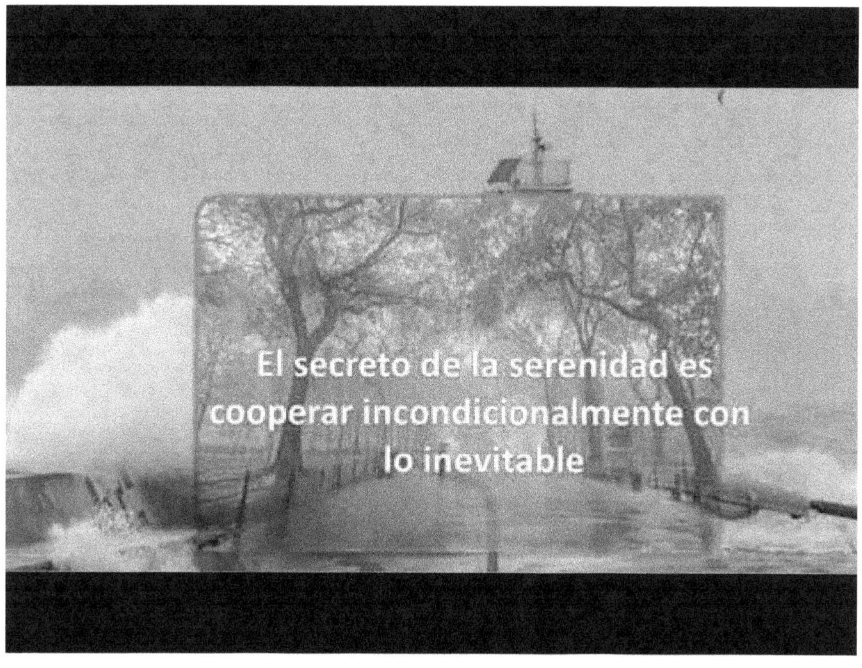

https://youtu.be/86HNpA_Dbls

Desde el momento en el que aceptas esa adversidad que se te presentó como monstruo que tomó posesión de tu mismo yo, en ese momento te creces, te haces más grande que todo miedo, el monstruo se doblega ante tu fe, tu certeza, el convencimiento de saber, sin lugar para la duda, con Fe aplastante, en tu capacidad para vencer la adversidad y vences, cuando tomas nuevo rumbo, nuevo sendero, tomas la fuerza de la ola y utilizas el poder de la tempestad para hacerte dueña de la nueva dirección.

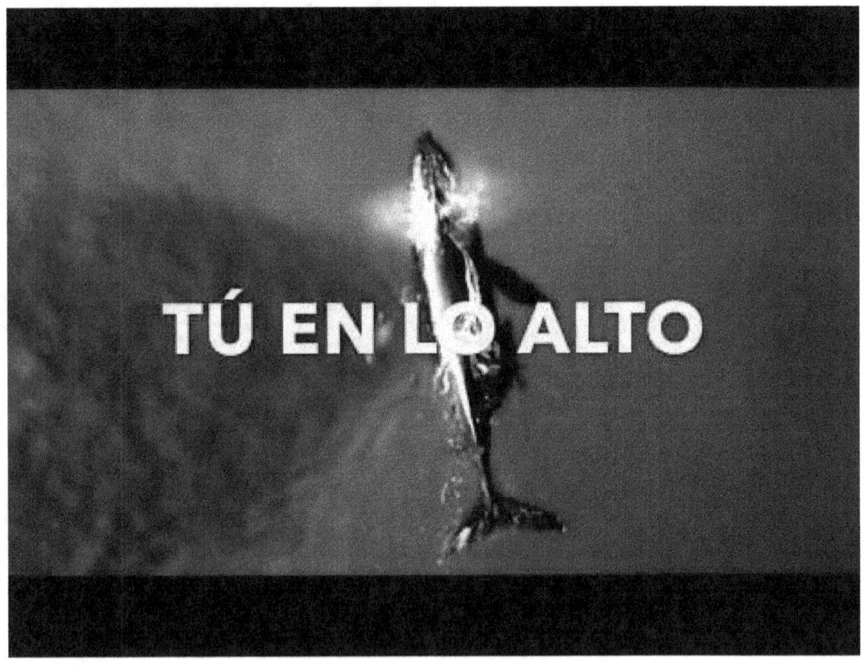

https://youtu.be/xEjY-eikDwE

Una nueva referencia, descubres vocación que te llena y carga tu vida de sentido, cuanto te encontrabas al borde del abismo que te amenaza con experimentar el sin sentido que te borra todo sendero, cuando la crisis de emociones que se disparan te hacen mente ocupada en el monstruo, cuando estás de lleno en esa interrogación que precede a ¡BASTA! al sufrimiento, el ¿Por qué a mí?, el ¿Por qué yo?

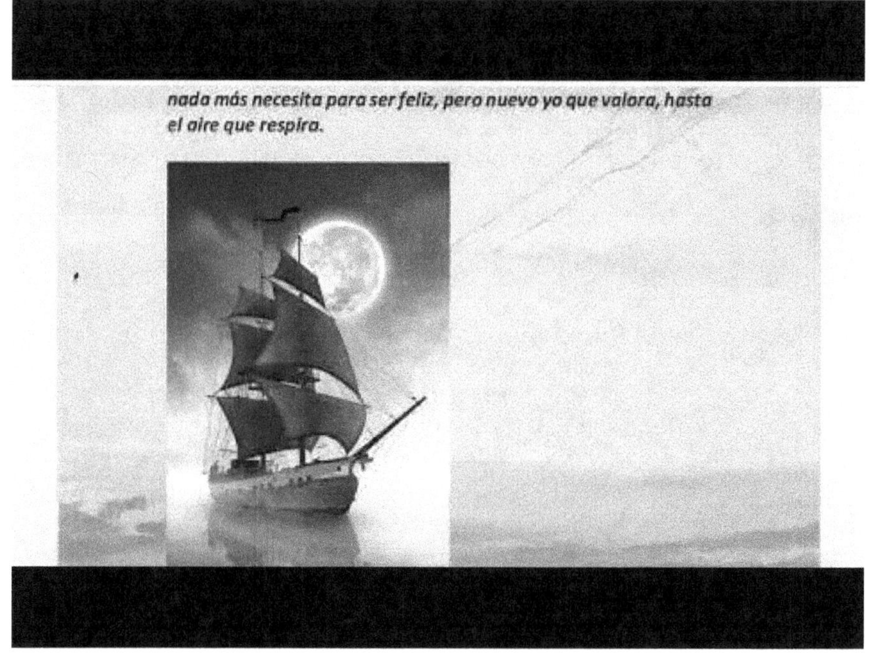

https://youtu.be/I8XcriTfHfU

Que te deja dominar por el monstruo del Parkinson, cuando encaras y miras sin temor, reconoces la enfermedad, la aceptas, en ese momento te liberas, y descubres que esa semilla de la adversidad que se metió en tu vida, esa semilla que se te plantó en tu corazón con dolor, esa semilla regada de las lágrimas del sin sentido, en el momento en que plantas cara al monstruo del Parkinson, lo aceptas sin temor.

En ese momento esa semilla germina, da fruto, crece con pétalos preciosos que te hacen experimentar la belleza, tras lo que parecía tempestad, se descubre un auténtico paraíso.

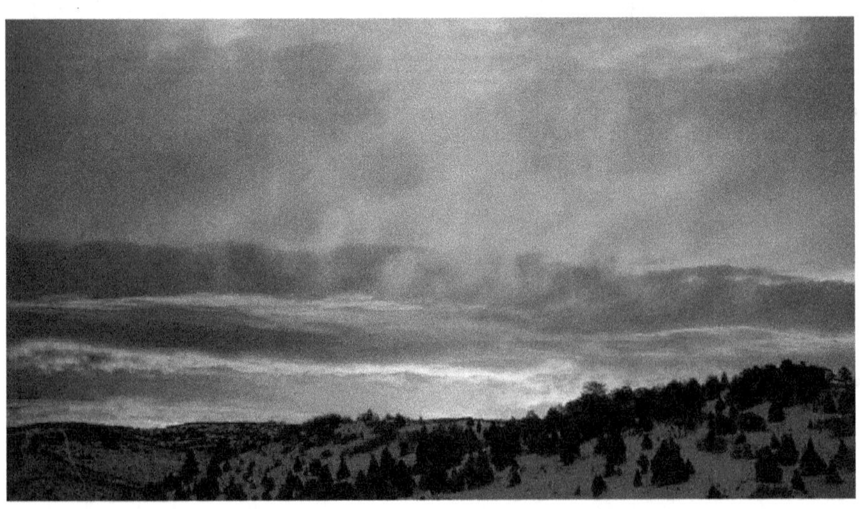

Cada pétalo que ha respirado dolor, viene cargado del oxígeno, de eses aire fresco que te hace sentir el impacto de la vida, la pasión por la vida, pétalos que se descubren fortaleza, cada espina, germinó y se hizo pétalo de rosa, pétalo que esconde fortaleza bajo esa belleza que otorga el sufrimiento.

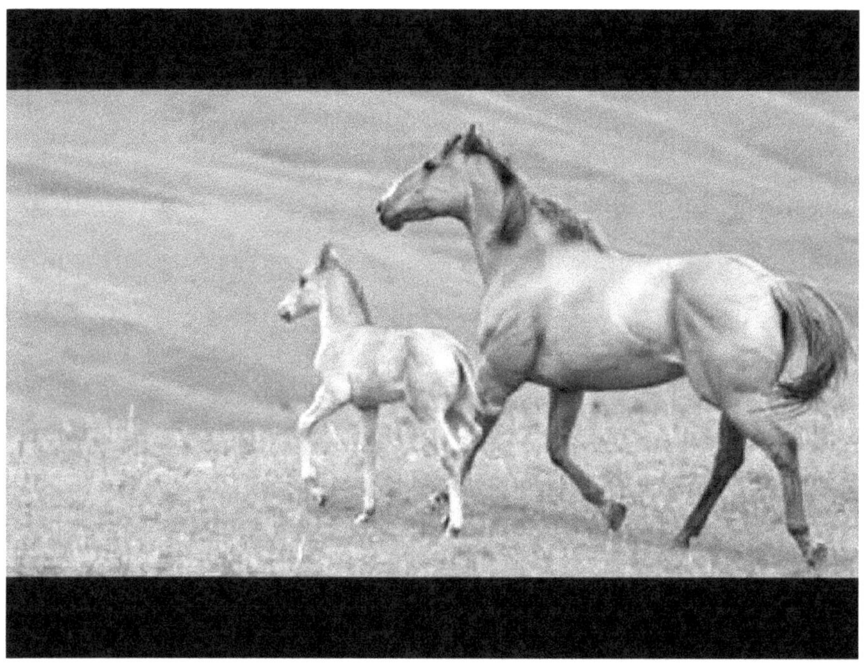

https://youtu.be/URqjKXTqLno

La magia de la vida, realidad inexplicable a la que cuesta poner palabra, cómo compartir lo que siente mi interior tras esa transformación, la semilla a flor, la oruga a mariposa, el oleaje se convierte en vuelo de águila que te hace experimentar la libertad en plena adversidad, te hace sentirte llena y saciada cuando todo se te ha quitado, descubres la auténtica felicidad tras el sufrimiento más profundo…en la cumbre siempre asoma la dialéctica que te desvela en su nada la lógica de este mundo.

Para descubrir que el verdadero entendimiento, la luz que te hace entender lo que no se puede entender, porque esta conciliación de contrarios solo se entiende cuando es experiencia vivida, cuando el pensamiento que quiere entender lo que escapa de toda lógica, se convierte en sentimiento que se convierte en certeza, convencimiento, Fe, seguridad, firmeza, de quien siente que puede, sabes que puedes, te reconoces triunfadora frente a la adversidad.

Cuando esta batalla todavía no ha terminado, parece difícil de entender, pero esta experiencia mágica llamada resiliencia, solo se entiende cuando es vivida, experimentada, la resiliencia se hace presente desde el momento en el que aceptas la adversidad, cuando aceptas se produce la mágica, todo se funde, todo se integra, el dolor y la pasión por la vida, la felicidad en la adversidad, el sufrimiento es manantial de felicidad, pero ¿Cómo?, ¿Cómo es posible?

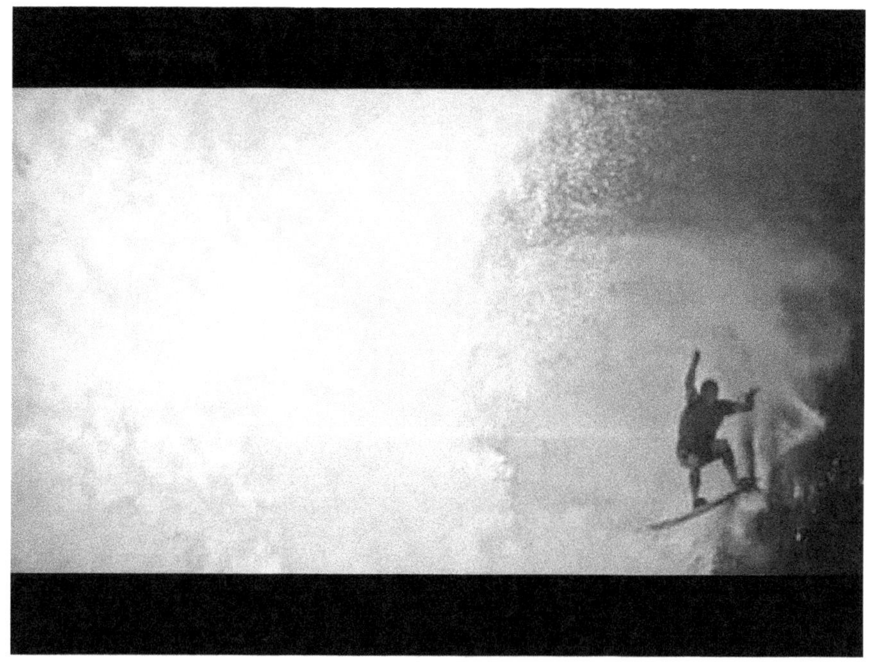

https://youtu.be/kLGhWm0dl-A

Acepta lo que te toca en la vida, convierte la rabia en toda la pasión por la vida, márcate una nueva dirección, no pierdas más el tiempo sufriendo por lo ocurrido y, despierta ya, deja las dudas, deja los por qué, y cambia por el YO PUEDO que te da alas, que te da fortaleza que apunta a los grandes logros, aprovecha toda esa fuerza, mayor cuanto mayor es la adversidad, para utilizarla para decidir tú, lo que tú quieres que sea tu vida, TÚ DECIDES si placer o dolor, si desesperanza o nueva ilusión, si temor o FE, todo depende de lo que tú te digas en recogimiento interior.

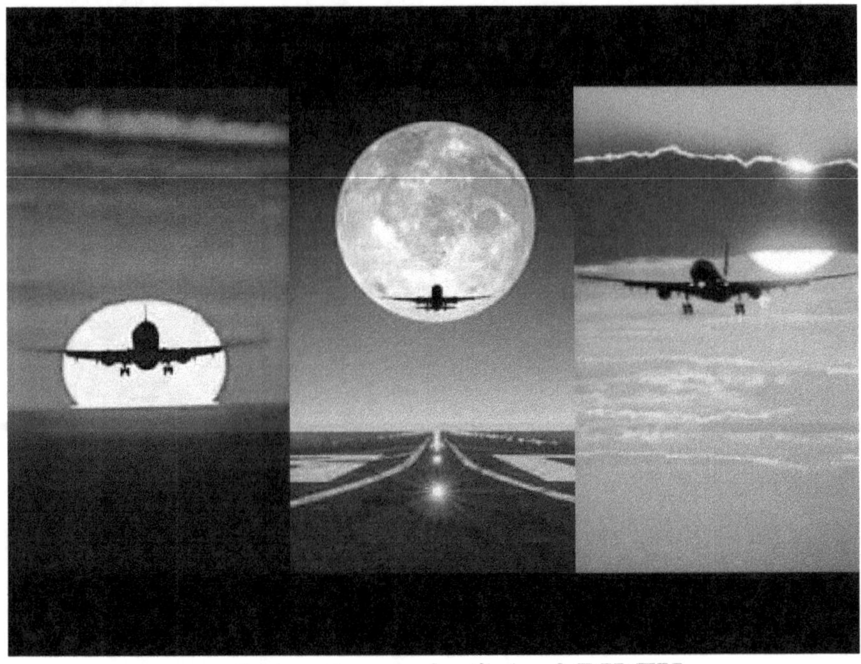

https://youtu.be/SzjnakBKtFU

Experiencia interior que te pone en contacto contigo mismo, haz una visita a tu yo más profundo, escúchate y descubrirás deseos, sueños, ilusiones, inquietudes, que te darán alas y te mostrarán camino. Para afrontar el Parkinson hace falta, dar cauce al desahogo, dejar que esa crisis salga, expresar el dolor y la queja, para experimentar la ACEPTACIÓN que te mostrará sendero. Hace falta un sendero, una ilusión, motivación que llene tu vida, el Parkinson se afronta transformando la experimentación del sin sentido, en sentido aplastante, es lo que te dará la fuerza para enfrentar los oleajes.

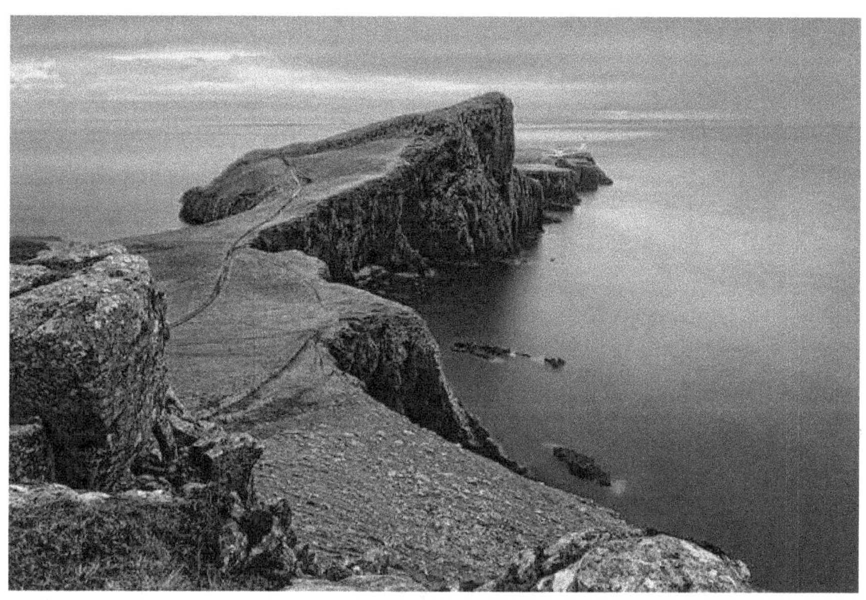

La resiliencia, te hace descubrir nuevo ser, nuevo yo, feliz en la adversidad porque tienes camino, aventura y reto, pero la adversidad sigue ahí, el dolor y el sufrimiento siguen siendo acompañantes de la vida, porque el Parkinson sigue ahí, nadie te ha quitado la enfermedad.

Has aceptado la enfermedad, pero sigues sin quererla, aceptar el Parkinson no quiere decir que quieras el Parkinson, la aceptación se da cuando asumes, asimilar algo que no quieres ni deseas, pero eres feliz porque vives con pasión por una ilusión.

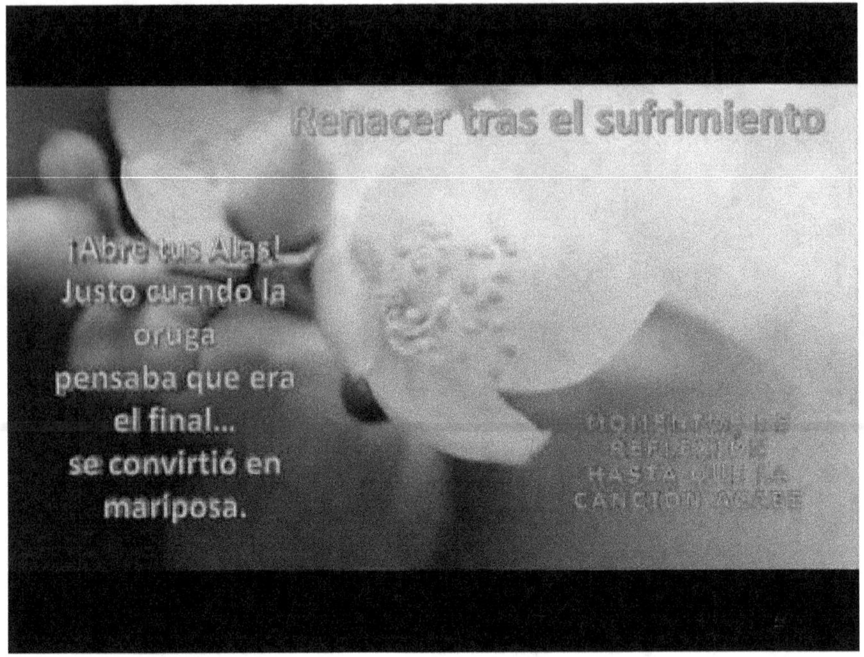

https://youtu.be/Vraf8ECg0m8

Quien tiene ilusiones, deseos y camino es persona feliz, quien tiene camino y sendero es persona feliz, bajo un fondo de dolor, por tener una enfermedad que no quieres, el gran misterio, ¿Se puede ser feliz en medio de la adversidad?, mi respuesta es un Sí rotundo, un Sí sin dudar, un Sí aplastante...SE PUEDE SER FELIZ CON UNA ENFERMEDAD DEGENERATIVA.

¿Cómo afrontar el Parkinson?

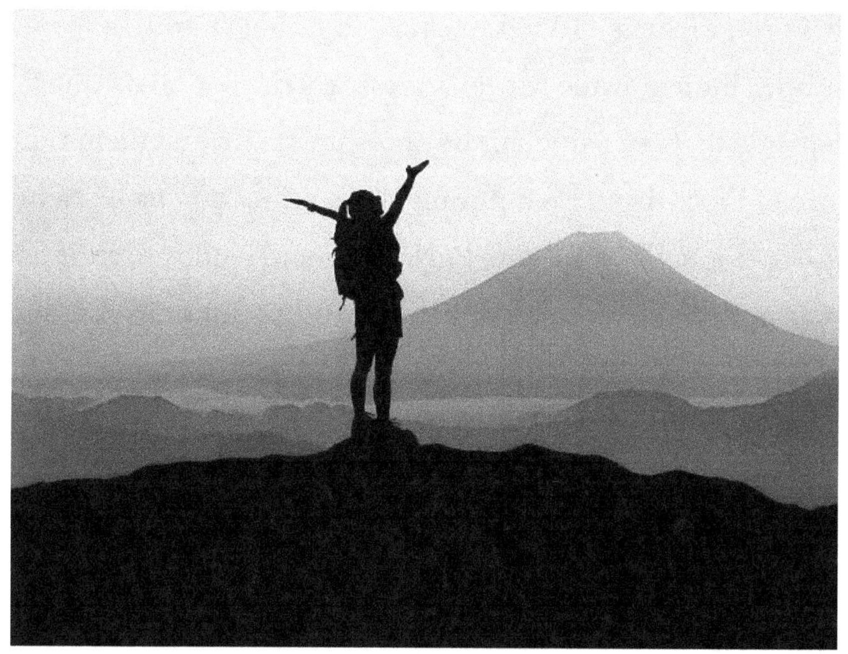

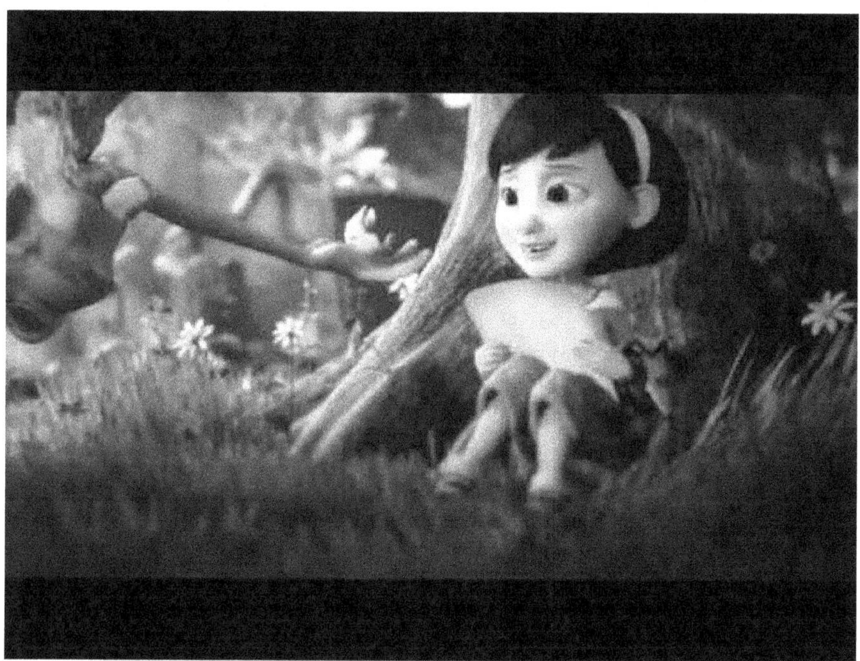

https://youtu.be/6bRLfjT2BE0

Si tengo que explicar cómo afrontar el Parkinson, yo diría con alegría, el Parkinson ya lo tienes, nadie te lo va a quitar, bien mirado es de tontos sufrir por algo que no depende de ti su solución, hoy por hoy no hay medicina que cure el Parkinson, bien mirado, si te paras a pensar, tienes dos opciones, o vivir con Parkinson sufriendo, o vivir con Parkinson feliz; porque aun cuando el sufrimiento siga ahí, se puede ser feliz si tú lo quieres, si tú lo deseas.

Coge a ese toro por los cuernos y opta por la felicidad, la felicidad es la mayor medicina, revoluciona toda la neuroquímica cerebral, tu cerebro detecta tu estado de ánimo, detecta tu pasión y tu motivación, y estimula la producción de todos aquellos neurotransmisores implicados en la felicidad y el placer, la neuroquímica cerebral es fiel reflejo de lo que acontece en tu mente.

Una persona que deja de luchar y se deja derrotar por la tristeza y el sufrimiento, esa persona puede ser literalmente comida, devorada por un Parkinson.

Una persona que lucha, que se crece, que no duda en su capacidad para vencer esta enfermedad, una persona que recupera el control de su vida y lucha por una meta, consigue que el paso del tiempo no juegue en su contra, puede conseguir que pase una década sin apenas evolución, esto es vital por su importancia, porque quiere decir que esa realidad emocional que nos define, ese ser que siente es la clave para la evolución y el pronóstico del Parkinson.

Se suele subestimar el poder de la mente, se suelen dejar de lado las variables psicológicas, cuando las verdaderas medicinas que curan, con la fe en uno mismo cuando viene cargada de voluntad.

Esa Fe que te hace sentir, sin dudar, que tienes capacidad para encarar y afrontar tu enfermedad; esa voluntad que te hace poner a tope todas tus fortalezas a la búsqueda de tus metas, el amor, que es fuente de salud y felicidad, no hay mayor dicha que tener el privilegio de amar y de dar felicidad, esta actitud ante la vida es la que da un cerebro feliz, preparado para la felicidad.

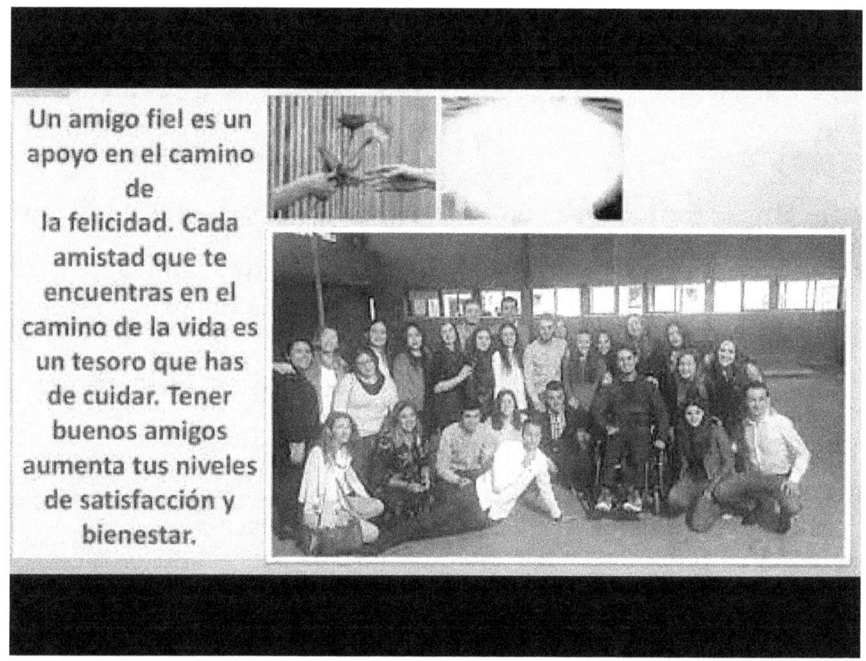

https://youtu.be/eiLQCiF0n00

Me atrevo a decir que la receta de ingredientes que repara un cerebro enfermo, es esta: aceptación, meta y dirección, fe en tu capacidad y voluntad sin límites y el amor.

De todos estos ingredientes, es el amor la verdadera medicina que repara un cerebro enfermo, una persona que ama es feliz, una persona que ama puede a toda adversidad, lucha toda batalla que le presente la vida, la persona feliz logra que uno más uno sea lo que ella quiera.

El amar arrasa con todas tus preocupaciones, cuando te ocupas de los demás sus problemas desaparecen porque la felicidad del otro se convierte en tu felicidad.

Hay que tener esperanza en la evolución de las investigaciones, hay que seguir los tratamientos médicos, hay que cuidarse en todos los sentidos, hacer ejercicio físico que está relacionado con la subida del estado de ánimo y con la producción de dopamina, hay que realizar actividades gratificantes y placenteras que estimulan la producción de esta sustancia que nos falta, hay que dedicar tiempo a la actividad intelectual...porque la actividad, física y mental, es fuente de salud y de felicidad.

Todo lo que sea bueno para ti como persona, lo será también para tu cerebro. Piensa en tus deseos y necesidades, dedica tu tiempo a la conquista de tus sueños.

No sufras por algo que no ha llegado, no te amargues por un futuro que no sabes cómo llegará, pero ten fe y esperanza en las posibilidades de la investigación, en la ayuda de los tratamientos, pero sobre todo invierte en todo aquello que depende de ti, que son las verdaderas herramientas terapéuticas.

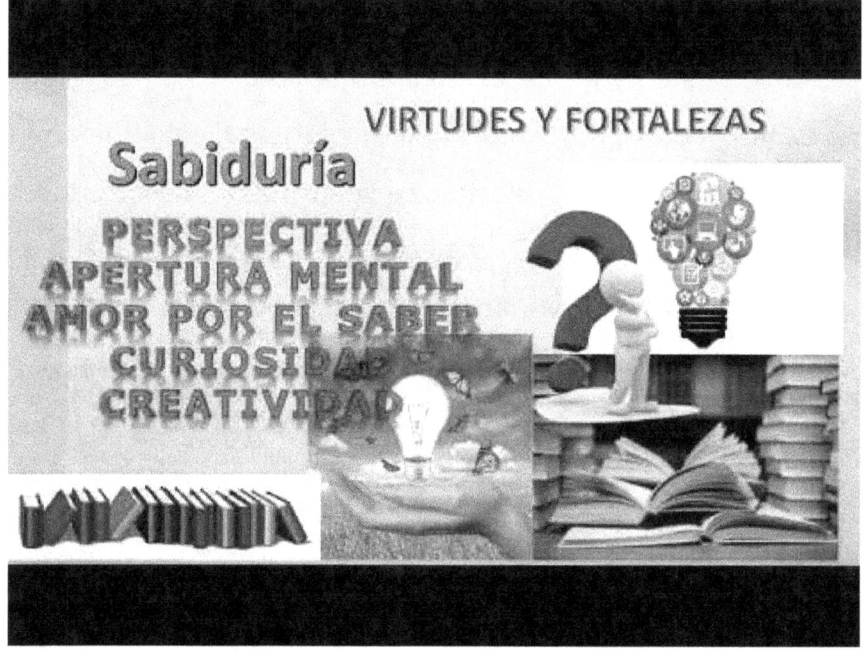

https://youtu.be/ELCnmK5F668

Cuida lo que te dices, se siempre tu mejor amigo en tu pensar, valórate y quiérete, confía en tus capacidades, pon toda la voluntad y toda la pasión en tu vida, y AMA, serás feliz, pase lo que pase en tu vida, bueno o malo, serás feliz. Ante la adversidad son las fortalezas psicológicas las que salen al rescate, todos tenemos estas fortalezas, pero despiertan, salen a nuestro rescate cuando toca la dureza de la vida, fortalezas fortalecidas tras sufrir adversidad.

Hay que llenar la mochila de nuestra vida de todas estas fortalezas que nos hacen volar, estas fortalezas son clave en el afrontamiento del Parkinson, pero también hay que saber vaciar esta mochila de todo lastre que pesa, de todo aquello que nos daña y nos hace sentir la adversidad con indefensión y desesperanza, no te preocupes por lo que no es importante, no te dejes perder la paz por lo que nada es, nada es tan importante para quitarte la serenidad, porque solo una cosa es necesaria para ser feliz aun teniendo Parkinson, amar, solo eso es necesario.

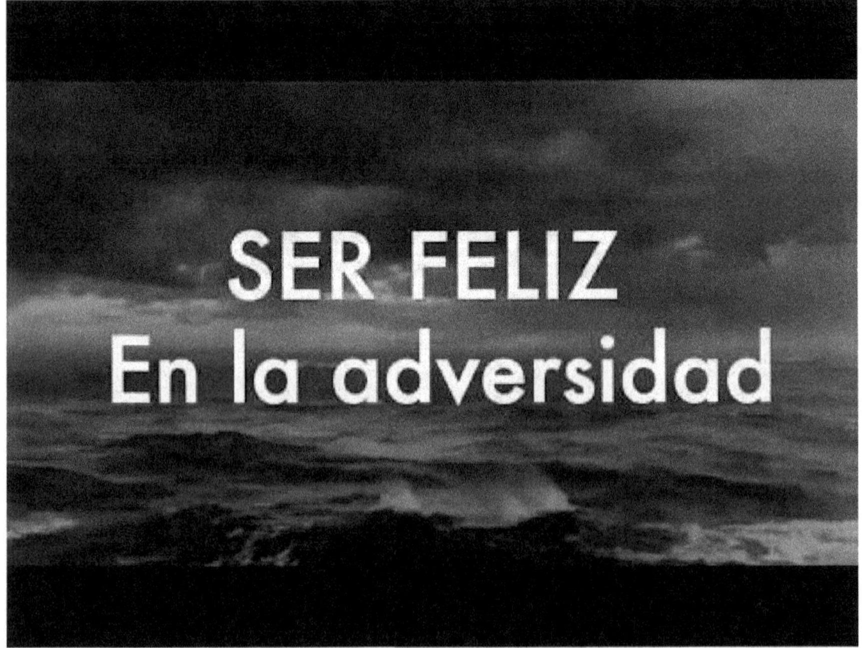

https://youtu.be/QViV8rf7zWc

Evolución de la enfermedad en mi caso particular:

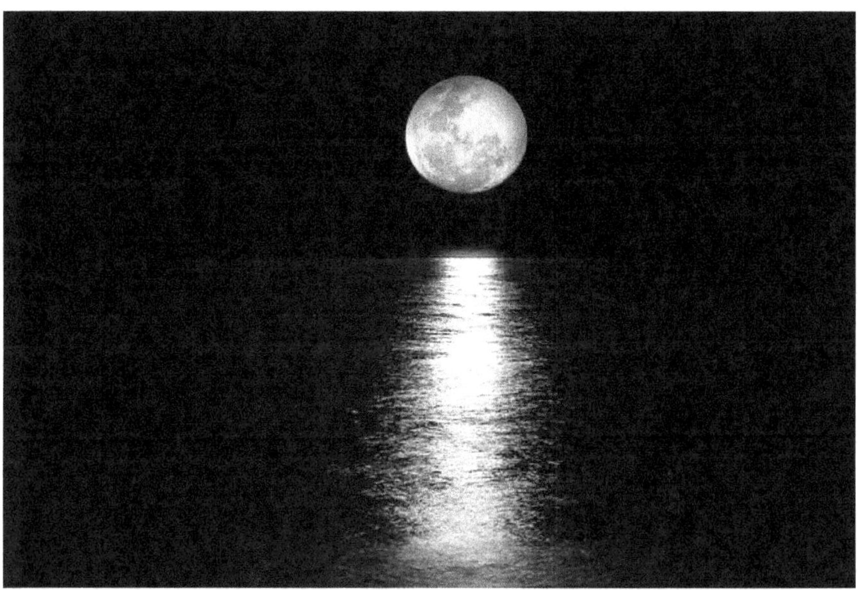

Lo que más me preocupa del Parkinson es su posible evolución y su repercusión en mi vida, cómo pueda afectar en un futuro a mi desempeño laboral, a los quehaceres del día a día, todos tenemos que compaginar la vida laboral y familiar, una evolución que afectase a esta capacidad de autonomía, llegar a buen ritmo a todas las necesidades que se plantean a diario, tareas domésticas, dedicación y tiempo a la familia, todo eso que consideramos normal, pero que cuando lo pierdes o temes perderlo, te hace valorar como un tesoro digno de dar la felicidad si lo tienes. Por ahora me siento afortunada, tengo un Parkinson que no se me nota, aunque yo sí, lo noto en tantas cosas, pero valoro que soy independiente y mantengo un nivel de funcionamiento normal. Llevo con el diagnóstico 5 años ya, y en este tiempo sería lógico notar su progresión, pero se puede decir que ya sé que la evolución de mi enfermedad va a ser lenta, en cinco años la única novedad es un cambio de medicación por un efecto adverso secundario a la primera medicación, y la aparición en el último año de una distonía muy desagradable en el pie derecho, se me pone en garra, como cuando cierras con fuerza el puño de la mano, solo que es el pie el que se retuerce y dobla sin que yo quiera, y así se queda, impide caminar, y es muy doloroso por la postura forzada del pie, que termino con las articulaciones con dolor y, algún derrame que otro se me ha producido, algún hematoma leve por esa posición tan retorcida, pero tengo que dar las gracias que solo me pasa, muy ocasionalmente y, principalmente si me he olvidado de tomar la medicación. Este aspecto es uno de los que me costó, el hecho de tener que tomar medicación, que a largo plazo te va a hacer más mal que bien, un ejemplo es la posibilidad de desarrollar discinesias, movimientos involuntarios, no me gustaría nada verme con movimientos constantes e incontrolables de las extremidades de mi cuerpo. Y las efectos secundarios, mejor es no leerlos, en ese caso sientes que estás tomando algo que no cura tu enfermedad y sí perjudica a tu salud, pero es lo menos malo para el Parkinson, peor es dejar que la enfermedad evolucione por sí misma, sería peor la evolución de la enfermedad.

El primer síntoma por el que reparé en la posibilidad de tener Parkinson fue la dificultad para escribir, era incapaz de escribir con una letra normal, me salía micrográfica e ilegible. Pero tengo que remontarme más atrás en el tiempo, es donde soy capaz de reconocer la primera manifestación de mi enfermedad, con mi niño recién nacido, siendo bebé, era incapaz de manejar con soltura los sonajeros con la mano derecha, cuando reparé en ello me resultó extraño, pero lo dejé pasar, estaba disfrutando de mi bebé, lo demás pasaba a un segundo plano. Tres años después, tras reincorporarme de unas vacaciones, es cuando noté que me costaba escribir; tiendo a olvidarme de la mano derecha y yo soy diestra de toda la vida, tiendo a hacer todo con la izquierda por la mayor torpeza de la derecha. Me cuesta batir un huevo, echarme crema en la cara, lavarme los dientes, algo tan simple como mover el ratón del ordenador. He perdido el balanceo de la mano derecha.

El Parkinson suele iniciarse en un lado del cuerpo, primero se afectan los movimientos involuntarios, aquellos que se realizan automáticamente sin pensar: el balanceo de brazos, el pestañeo, el gesto facial, la escritura es un acto automático cuando se escribe a velocidad, normalmente no pensamos en los movimientos que tenemos que hacer para escribir, tú piensas y tus manos escriben solas , cuando tienes Parkinson conviertes la escritura, de nuevo, como en los inicios, en una tarea voluntaria y controlada, porque si no te centras en escribir conscientemente, te termina saliendo una ¡recta irregular en la que te tienes que imaginar lo escrito!, el habla es un acto automático, cuando hablamos no pensamos qué movimientos vamos a hacer con la boca, simplemente los hacemos sin pensar, en el Parkinson el pensamiento va más rápido de o que la boca puede, lo motor requiere control, vocalización consciente, en alguna ocasión me he visto con dificultad articular alguna palabra o frase, un incidente muy aislado, me habrá ocurrido en ocasiones muy contadas, pero impacta, querer pronunciar y verte vocalizando despacio para articular esa palabra que no quiere salir a un ritmo normal y con adecuada articulación y fonación.

Este síntoma ha despertado en mí, muchas veces, la preocupación por la posible evolución de síntomas que podrían afectar a mi actividad laboral, que hoy por hoy está intacta, pero ¿En el futuro? Y ¿A qué plazo?

Alguna vez tecleando en el ordenador, la mano derecha se me pone como una piedra de rígida y escribir se convierte en un reto, pero me ha ocurrido muy ocasionalmente. Soy afortunada de no padecer ningún tipo de temblor, lo que valoro muchísimo. En cinco años casi tengo los mismo síntomas que ya tenía, a excepción de la distonía, o algún incidente muy aislado que te hace pensar que sean nuevos síntomas que te acompañarán más familiarmente. Como veis, parece que en mi caso, el luchar por la felicidad y los logros, el apostar por la voluntad y la fe, tomar la vida aventura, está impidiendo que la enfermedad progrese, por ahora.

Lo importante ante los síntomas es no darles mucho protagonismo y tratar de normalizar nuestras vidas, ir contra corriente y en la dirección opuesta a los síntomas. Si me cuesta escribir, yo escribo.

Que me cuesta utilizar la mano derecha, no caer en la trampa de utilizar la izquierda, seguir utilizando la derecha como mano dominante, es con tu voluntad y con tu Fe como puedes ir contra corriente y no dejar progresar a los síntomas.

Luchar contra la evolución y la progresión de la enfermedad, venciendo al síntoma con su contrario, auténtica dialéctica que te dará la victoria final que te conducirá al amor, la cumbre de las fortalezas Te animo a que hagas realidad en tu vida, ese camino que te lleva rumbo a las fortalezas.

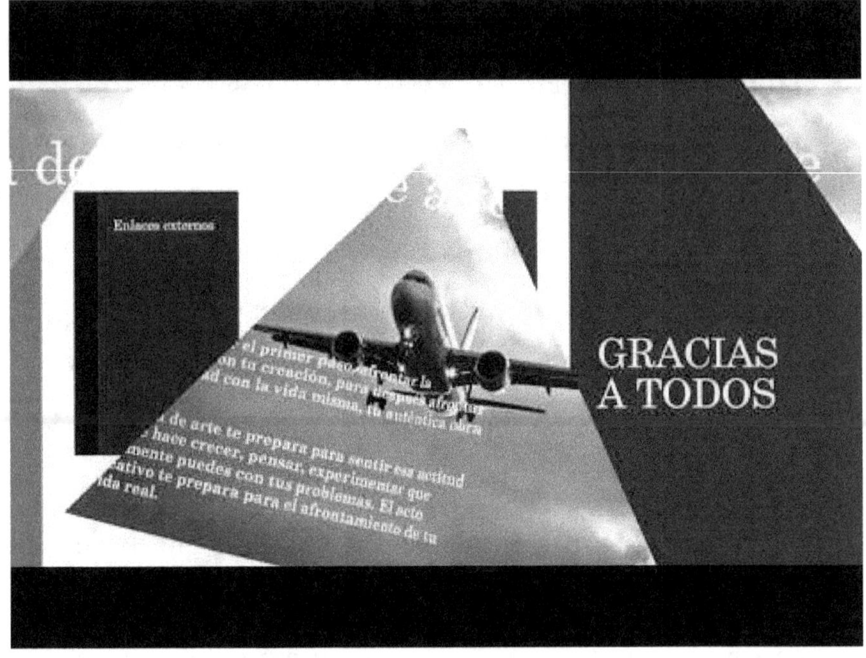

https://youtu.be/YTaVYYmCG_k

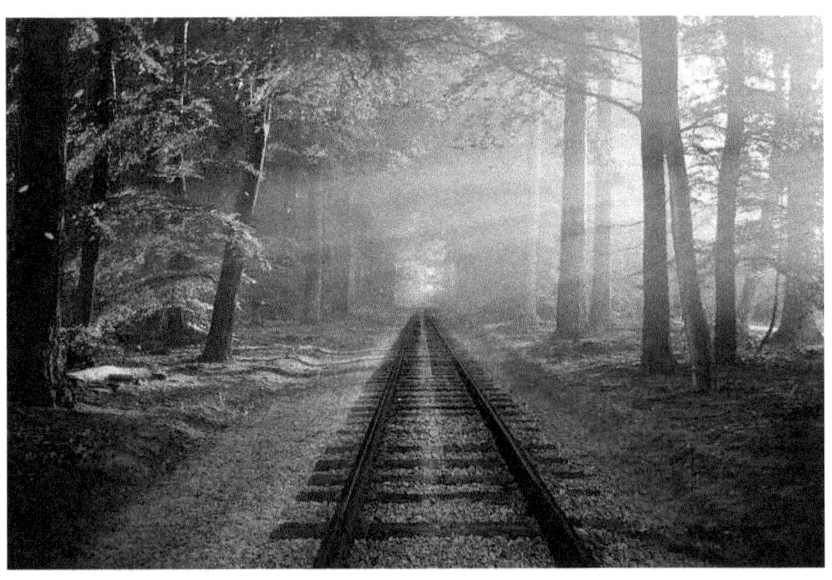

Sabemos que en nuestro cerebro se está dando una lucha, una enfermedad está en tu cerebro, algo ha dejado de funcionar con normalidad, en ese órgano en el que se aloja nuestro

Yo, lo que verdaderamente somos y experimentamos, lo que en estos momentos piensas, sientes, la experiencia del yo, la conciencia de ti mismo y de tu propia existencia, lo que te hace ser lo que eres, es reflejo de lo que ocurre en tu cerebro, eso que percibimos.

Mente, tu realidad mental la podrías encontrar físicamente, tu existencia la podrías tocar , te podrías ver a ti mismo, lo que eres, si pudiéramos viajar por nuestro cerebro, como en los dibujos animados, imagínate viajando por tu cerebro, verías que lo que eres y sientes en estos momentos se reduce a una variedad de interconexiones neuronales, diversos circuitos nerviosos en distintas localizaciones cerebrales activándose coordinadamente, influyéndose mutuamente, neurotransmisiones en acción viajando de una neurona a otra, pero el gran enigma y la clave de todo, ¿Qué es primero?, ¿Una realidad mental que existe como una dimensión distinta al cerebro?, ¿Un salto cualitativo que sitúa al yo en otra dimensión?

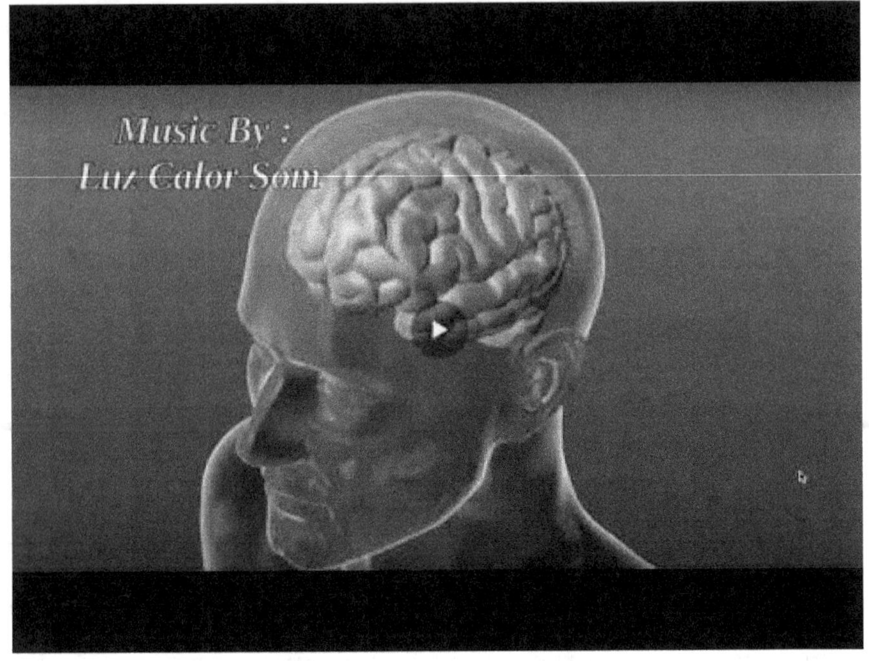

https://youtu.be/ocFaHzcjIIU

Nuestro yo no estaría determinado por soporte físico puesto que la mente no necesita espacio para ser, la experiencia de mi yo es puramente mental. ¿Dónde está tu yo?, Esta pregunta no tiene sentido porque lo que no es físico no puede estar localizado , la realidad mental simplemente ES, se experimenta...si esto es así, una persona con una enfermedad neurodegenerativa es YO, es mente, es existencia pura, es más que su cerebro, su yo, lo que ES, es en otra dimensión...entonces ¿Por qué el cerebro determina la manifestación de una enfermedad? ¿Por qué una persona con Parkinson está destinada a sentir y experimentar cómo su enfermedad progresa?. Esta es la clave, y es uno de esos misterios que la ciencia no puede abarcar, la Medicina, la Neurología, la Ciencia no explica todo, no lo puede explicar todo, las Neurociencias se encuentran con grandes enigmas que hacen del cerebro un gran desconocido; pero lo que ayuda a resolver este misterio es, adentrarte en la realidad mental; si queremos saber qué es la mente, qué es el Yo, entremos en esa muestra que nos permite ver lo que hay en aquello que llamamos mente… y lo que está claro es que cuando me adentro en esa muestra que es mi existencia, que soy yo misma, yo que piensa , me experimento más que mi cerebro, me percibo más que una corriente de neurotransmisores, me percibo libre, no pienso lo que el cerebro me obliga a pensar por el mero hecho de activar el cableado nervioso, como si fuéramos ordenadores programados para un fin determinado.

Todos sabemos que somos libres, que primero soy yo que pienso, esto es una revolución por las posibilidades que abre en la lucha contra las enfermedades, si primero soy Yo, mi mente es la que activa determinadas áreas cerebrales, mi mente es la que activa los neurotransmisores y los hace circular.

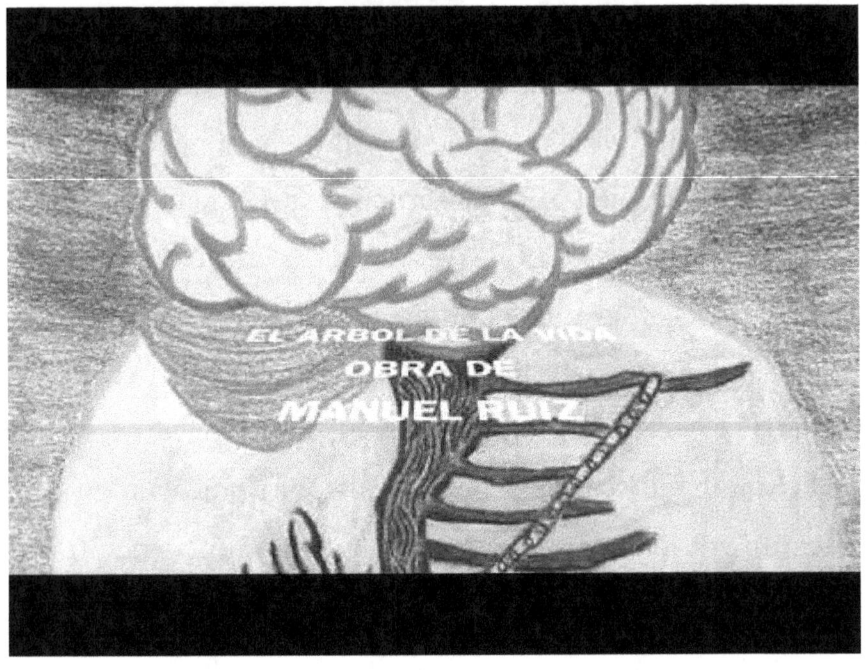

https://youtu.be/XBTOSRJrHOY

Es como cuando escribes, yo decido lo que estoy escribiendo en libertad, decido el contenido que plasmo en un papel o en la pantalla de un ordenador, de la misma manera, es mi mente la que escribe en mi cerebro, y es la que activa determinados neurotransmisores y no otros, activa determinados circuitos nerviosos y no otros.

Si yo me crezco, hago acopio de fuerza de voluntad, fe, pasión, ilusión, coraje, alegría, estas emociones activan y estimulan la producción de aquellos neurotransmisores implicados en la felicidad, en la salud y el bienestar; si tu mente visualiza un evento cerebral con fe absoluta, tu mente accede con enorme precisión a ese mecanismo que quieres reparar, aunque lo ignores, aunque lo desconozcas.

Cómo se manifiesta el Parkinson en un cerebro, cuál es el mecanismo dañado, sea cual sea un cerebro feliz, lleno de fe y voluntad, activado por una mente feliz, llena de fe y voluntad, obra el milagro; lo llamamos milagro por desconocimiento de los mecanismos cerebrales que obran la reparación, pero sería una recuperación natural, conforme a la naturales de nuestro cerebro.

Animo a toda persona con Parkinson a luchar con toda la pasión contra esta esta enfermedad, contra ese monstruo llamado Parkinson, no tenemos nada que perder, y sí mucho que ganar, nunca pierdas la esperanza en una posible buena evolución, aunque se te diga que te falta un tornillo , tú sigue con Fe, esperanza y voluntad, tus Fortalezas nunca te van a dañar, pero siempre ayudar, lo que está claro es que ganarás Felicidad, y la felicidad sabemos que repara un organismo y da salud.

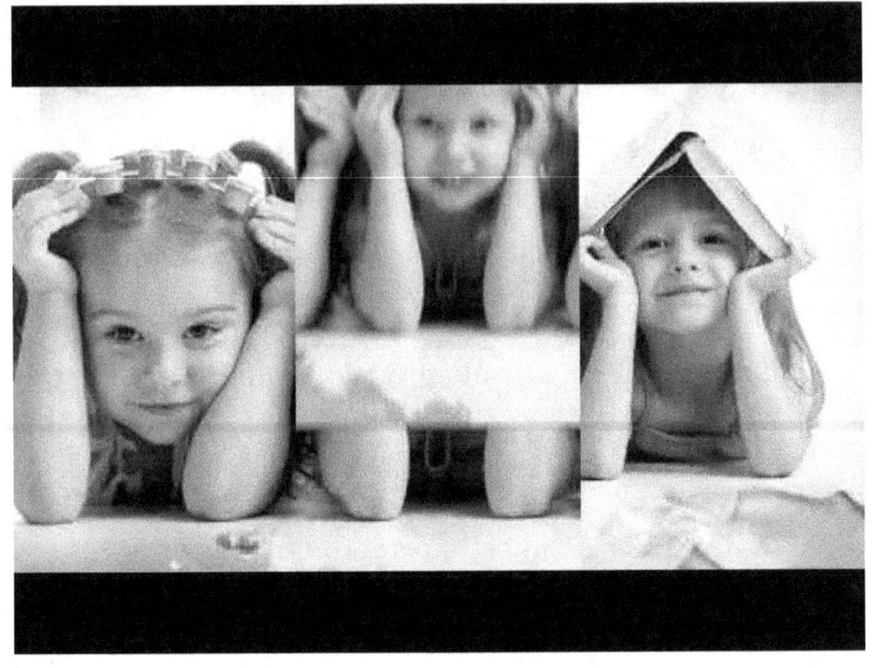

https://youtu.be/o2CCGNJT_cg

Todo mi ánimo a cualquier persona que sufra enfermedad "La mente también obra cambios en el organismo , podemos vencer al monstruo y lograr el florecimiento de nuestro cerebro. Pincha este enlace y lo entenderás y, SENTIRÁS....Escucha y SIENTE, es el SENTIR la verdadera medicina que repara todo mal..

De la Serna, J.M.; Gómez Rubio, M.E. y Altable Pérez, M.

El Amor:

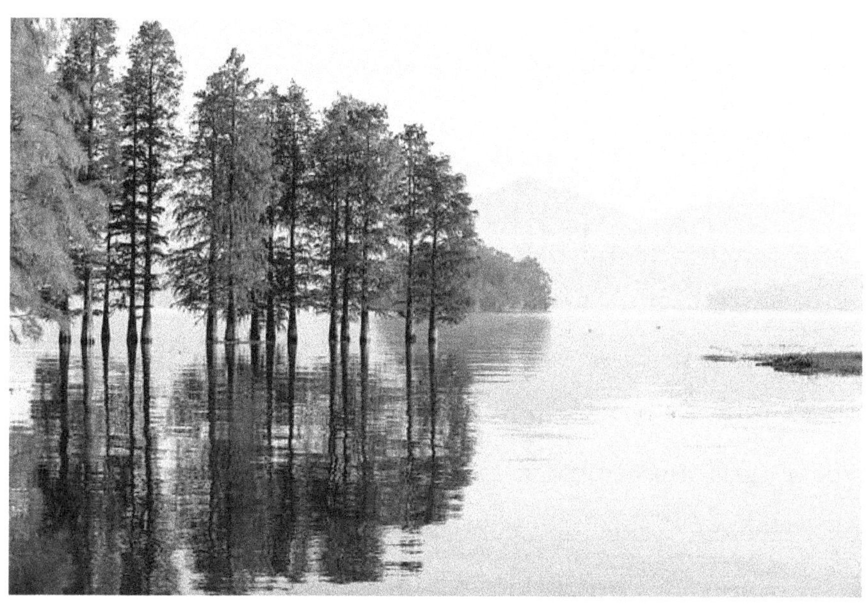

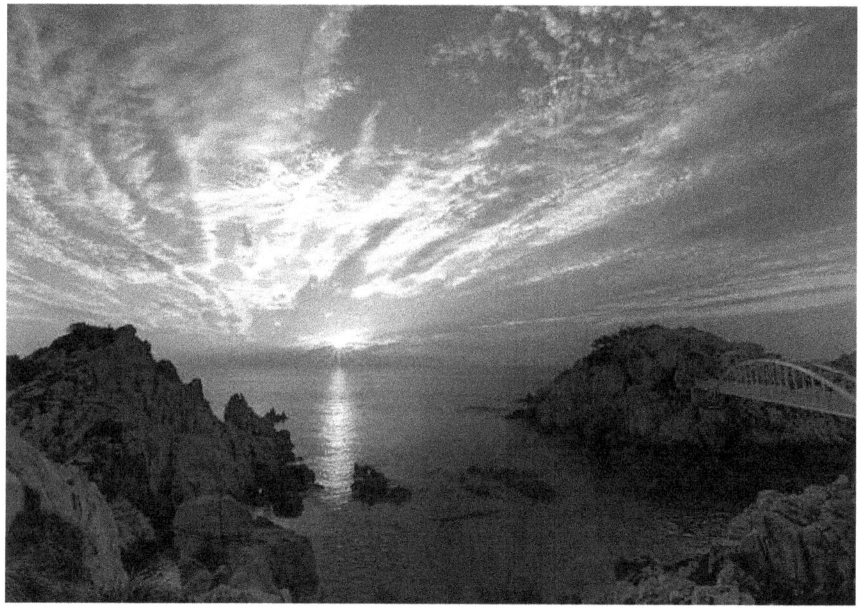

Voy a hacer como, inconscientemente, hacen algunos pacientes cuando van al despacho de un Psicólogo, es relativamente frecuente que dejen para el final de la sesión lo más importante, suele ser algo que indica temor, inseguridad a la hora de dar una información de sí mismos que les preocupa, algún problema por el que realmente se ha pedido cita, pero que solo se atreven a tocar, de manera tangencial al finalizar la sesión, porque por fin lo han soltado, te lo han lanzado…pero pueden huir al temor o al miedo porque la sesión se acaba, no tienen que experimentar la vergüenza, ni la sensación de ridículo, que no es más que el propio complejo del paciente, ante el que el Psicólogo reacciona con normalidad, siendo empático e inspirando confianza, con lo cual, el paciente al inicio de la próxima sesión, se mostrará más confiando y sin temor, porque ya ha roto el hielo y ha comprobado que nadie se ha escandalizado por la información dada.

En mi caso os quiero dar una información que hoy día escandaliza y que más de uno se siente ofendido y, reaccionan, con uñas y dientes, como si esto fuera una ofensa y es, simplemente confesar que mi testimonio estaría muy incompleto si no nombro a Cristo, parece mentira, parece tema prohibido, por qué daña tanto este nombre, si es Alguien que pasó por este mundo repartiendo Amor y con mensaje de Amor y, siglos después, todavía es polémico, en vida acabó en una Cruz, por solo Amar, y ahora, en pleno 2020, da apuro nombrarle, parece que los que le crucificaron, o los que le crucificamos (cada vez que no apostamos por el Amor en nuestra vida) siguen o seguimos en pie de guerra…quien se dice ateo y le rechinan los dientes cuando se dice Cristo, es porque dentro le remueve la conciencia, dentro tiene a todo un Dios que le duele, porque está, lo tiene, pero Dios duele porque es dado la espalda, pincha porque se ha perdido la Paz, el hombre que va en contra de su propia naturaleza, hombre hecho de Dios, Dios te trasciende y te da Ser, el ateo está en contradicción consigo mismo porque respira Dios por todos sus poros, El que se pica ajos come , si a alguien le molesta que hable de Dios pido disculpas, no es mi intención ofender, pero sí te pediría que hagas recogimiento interior, y te encontrarás con Dios.

Quiero poner a Cristo en su lugar, que es Dios, a quien hay que poner en lo alto, donde le corresponde y presumir de ser creyentes, no avergonzarnos de El, de todo un Dios que nos cuida en medio de este mundo repleto de adversidades, dejemos de culparle del mal en el mundo, Él nos lo ha dado todo para Ser felices, este mundo sería un paraíso si todos nos amásemos, si cada persona de este mundo se guiase por el amor, el coronavirus no existiría, el hombre no sería ambicioso, no investigaría más allá de los límites de lo permitido, seríamos capaces de acabar con el hambre en el mundo y las guerras, no existiría la soledad ni las carencias afectivas, si todos y cada uno fuésemos capaces de amar como Él nos ama, no habría mal en el mundo, no le culpemos de lo que es el mal del hombre, no hemos sido capaces de disfrutar del paraíso que se nos ha concedido, hemos torcido el camino y estamos sufriendo las consecuencias de nuestro mal.

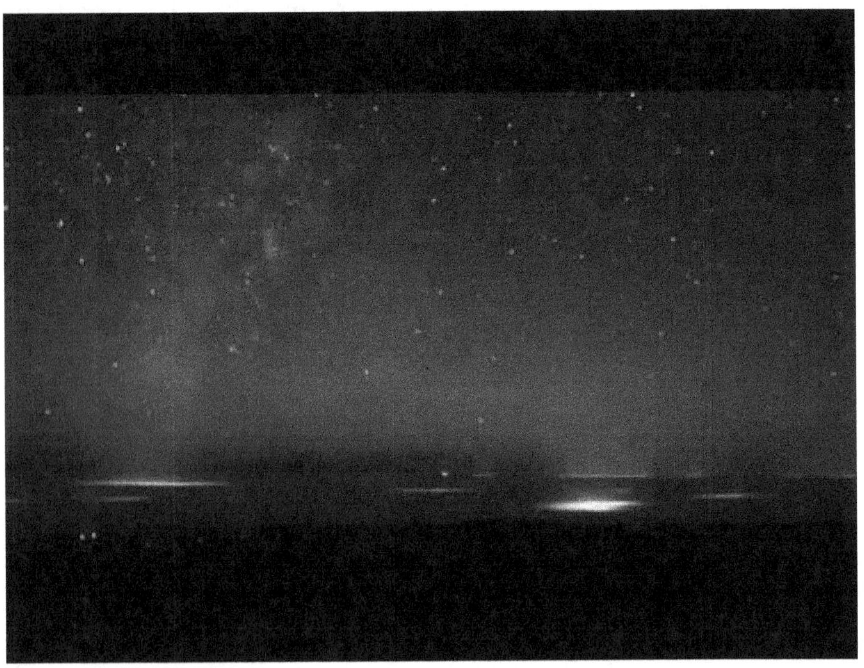

https://youtu.be/Zdr0GXCapDA

¿Por qué tengo que culpar a Dios de tener Parkinson?, ¿Por qué tengo que perder la Fe cuando me sobreviene una desgracia?, Si todo lo bueno que todavía queda en este mundo es por Él, lo malo es nuestro.

Me atrevo a decir que el Parkinson no existiría si el hombre se guiase por el Amor, el Parkinson probablemente obedece a más de una causa, puede haber genes implicados, o puede haberse dado una mutación en algún gen, puede haber causas ambientales, emocionales…

Solo se sabe que las neuronas productoras de dopamina dejan de producirla, es como si estas neuronas estuvieran agotadas, ¿Por qué?, si pudiéramos hacer estudios rigurosos de las variables presentes en una persona, años antes de desarrollar una enfermedad, un cáncer, una enfermedad neurodegenerativa, una enfermedad X, nos sorprenderíamos de ver que, efectivamente, todas las enfermedades son psicosomáticas, todas, siempre nos encontraremos variables psicológicas y emocionales influyendo en la aparición de una enfermedad, decimos que fulanito se ha muerto de cáncer, ¿Será de tristeza?, a menganito le ha dado un infarto, ¿Llevaba un año divorciado de su mujer?, Faustino tiene demencia ¿Será que le han dejado en el sofá de una residencia, aparcado, sin ningún tipo de atracción, motivación, ilusión…

El hijo de Faustina ha tenido un accidente ¿Será una distracción porque sufre estrés laboral?, son hipótesis y más hipótesis, las variables emocionales están ahí, el ser humano es ante todo ser emocional, con necesidades afectivas muy fuertes, cuando estas variables emocionales llevan al sufrimiento por su carencia o por su excesiva activación el cuerpo se hace vulnerable, frágil, candidato a iniciar una enfermedad, ¿Cuál?, aquella para la que tengas una predisposición genética, algún factor ambiental (en el Parkinson se habla de pesticidas, alimentación, estrés, genes....tantas variables se consideran, cuando realmente no se sabe, se desconoce hoy día, qué causa el Parkinson).

Existiría el Parkinson en un mundo ideal en el que todos nos amásemos, me atrevo a asegurar, seguramente NO, porque faltaría algunas de las variables necesarias para el inicio de un Parkinson, la felicidad y sentirse amados son variables protectoras, una persona Feliz y colmada de amor, irradia salud por todas partes.

Dejo este capítulo para el final para que nadie se ofenda por estas afirmaciones o, al menos juzgue, después de haber leído todo.

En mi testimonio no podía faltar un llamamiento al Amor, incluso como variable científicamente demostrable, implicada en el inicio y evolución del Parkinson.

Y por supuesto, si yo afronto con Fe, pasión, coraje, voluntad, alegría…y si quiero regalar Fe, pasión, coraje, voluntad, alegría, es porque ese Cristo en la Cruz, que preside mi canal de YouTube, Cristo que protege, Cristo que cuida y obra milagros, es porque previamente he recibido de Él la Fe, el Amor, el coraje, la pasión, la Voluntad…de todo un Dios; que todo lo da, todo lo bueno de este mundo procede de Él, no le culpemos del mal de este mundo. Cristo en la Cruz lo dice todo, es el Amor, quien da la vida por Amor, ama con Verdadero Amor, ese Amor digno de todo un Dios, Amor sin límites, todo un Dios regala su vida y, ¿Nosotros le culpamos del mal?

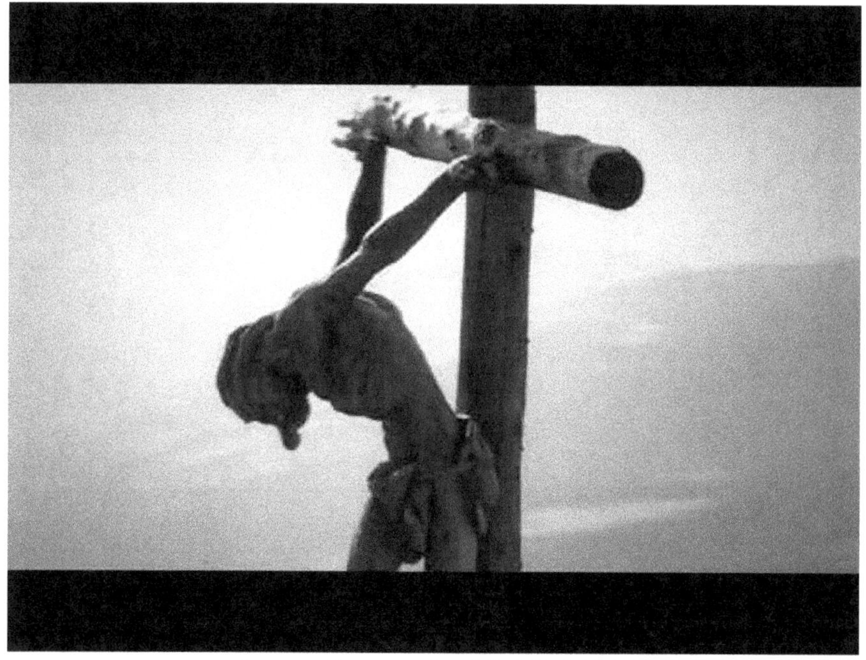

https://youtu.be/KaiOchBVcYg

Cierre

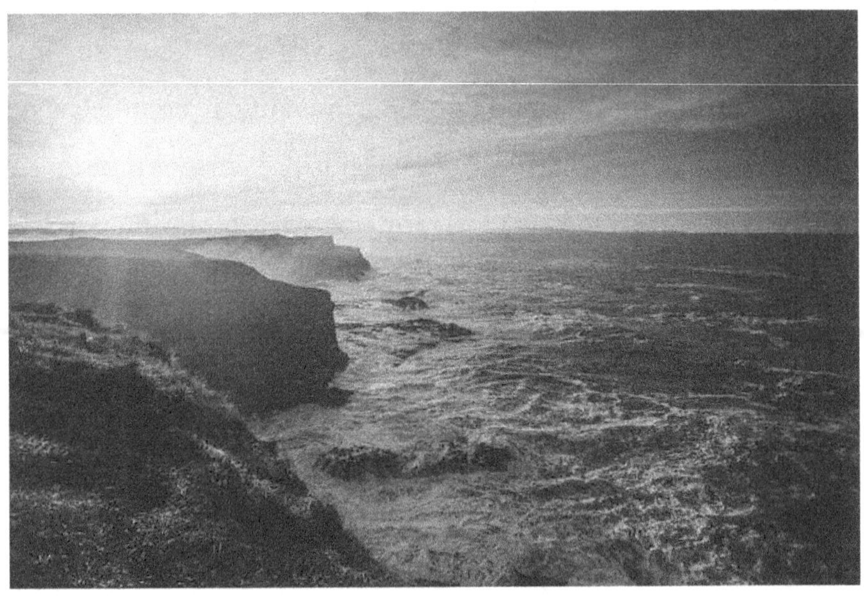

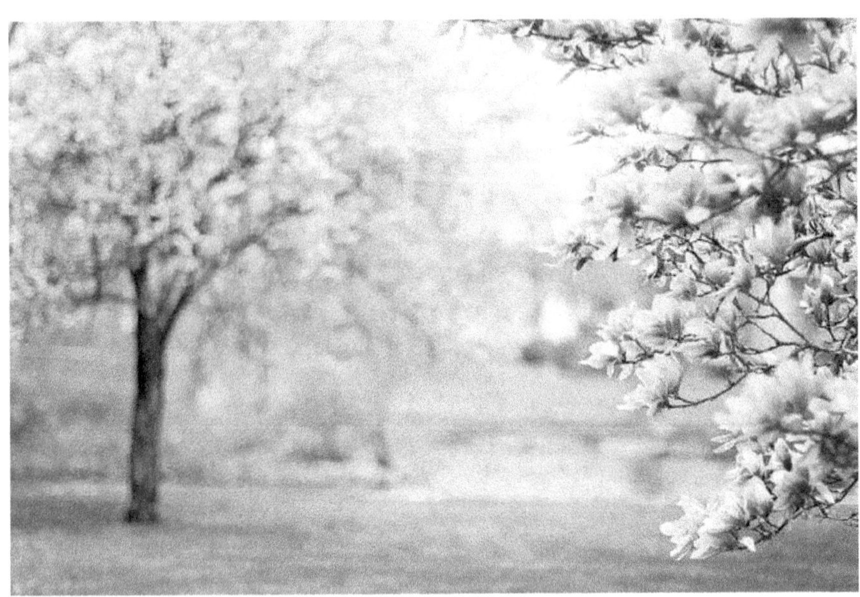

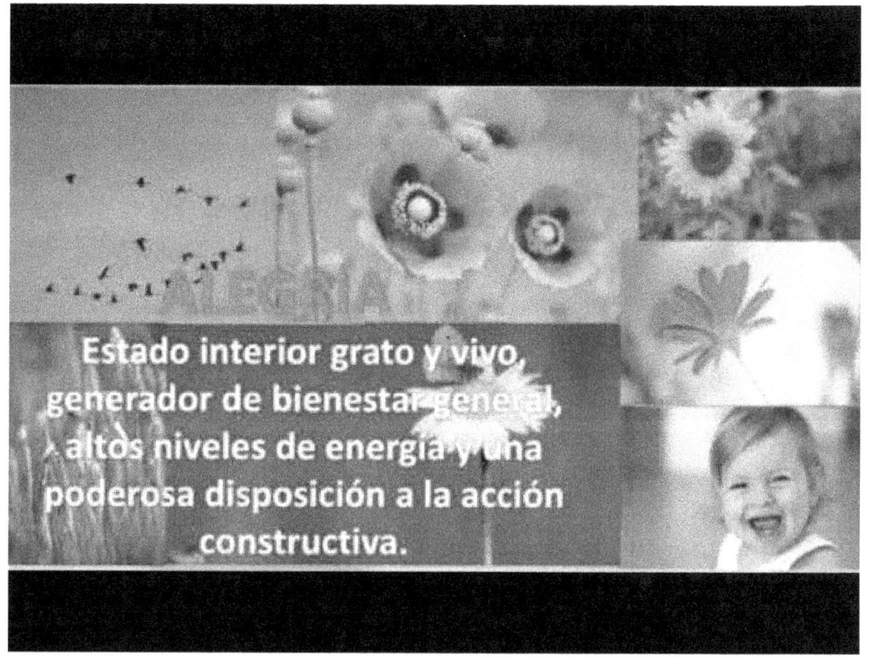

https://youtu.be/JucQ-M-6Frs

Dejo aquí mi testimonio, tantas cosas diría, tantos sentimientos compartiría, pero prefiero cerrar con dos películas, de las que te he presentado algunos enlaces, Ser Feliz en la Adversidad en película, en libro electrónico y en MiniWeb, comparto contigo este material, que es la vida misma, son palabras que no son palabras, porque pone vida a lo vivido y experimentado por toda persona que es feliz en la adversidad, hablo de mi experiencia como Psicóloga de personas que son auténticos campeones frente a la adversidad, mis pacientes, a quienes debo la rapidez y la facilidad con la que acepté y afronté el Parkinson, ellos fueron por delante siendo modelo viviente de crecimiento y superación en la adversidad, si mis pacientes lucen la sonrisa cuando la vida les ha quitado todo, su Psicóloga se levanta y afronta, porque ellos me han hecho sentir y vivir esta realidad, la vida sigue, la adversidad te toca, pero la resiliencia existe, he visto esta transformación en mi despacho, personas llenas de dolor, pero que apuestan por la vida, se crecen, renacen y vencen en plena adversidad. Os animo a ver, oír y leer Ser Feliz en la Adversidad, película que ha sido la semilla de todos los videos que componen mi canal de YouTube, toda una videoteca organizada por secciones, llena de recursos para el afrontamiento.

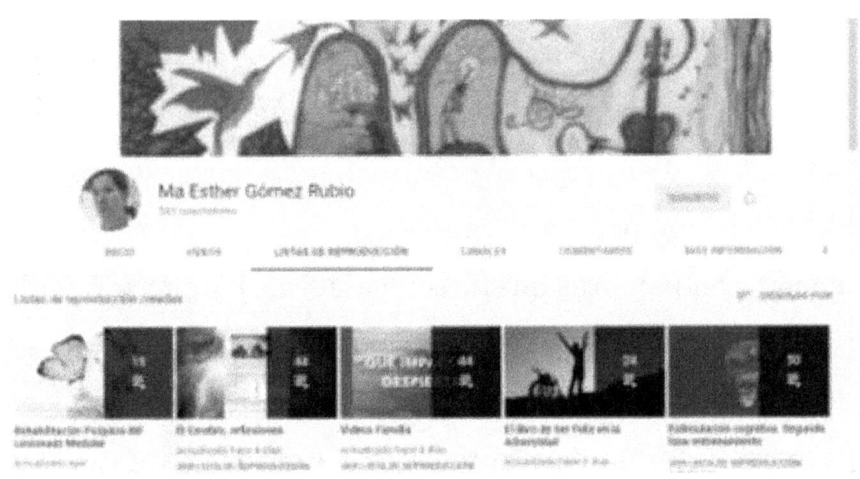

https://www.youtube.com/channel/UCEcLd12WKW_9RIaJOyfHuhg/playlists?view_as=subscriber

SER FELIZ EN LA ADVERSIDAD

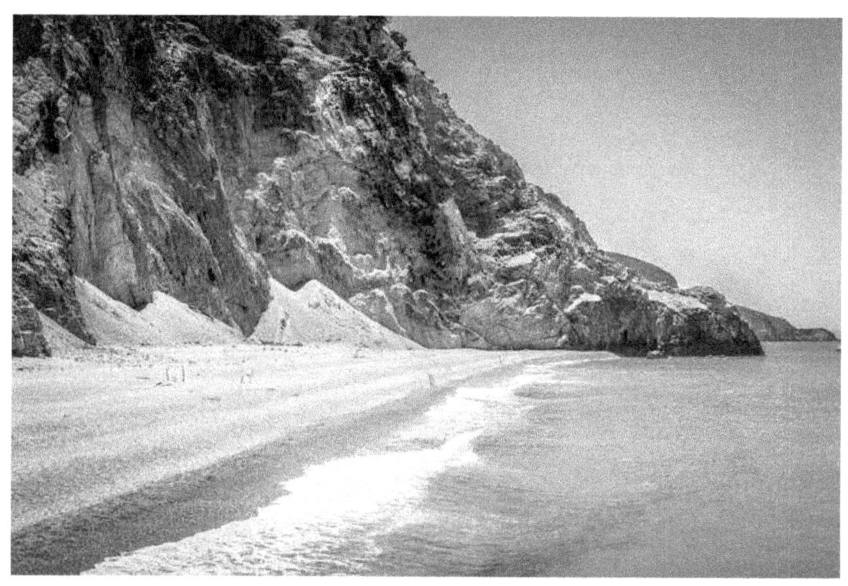

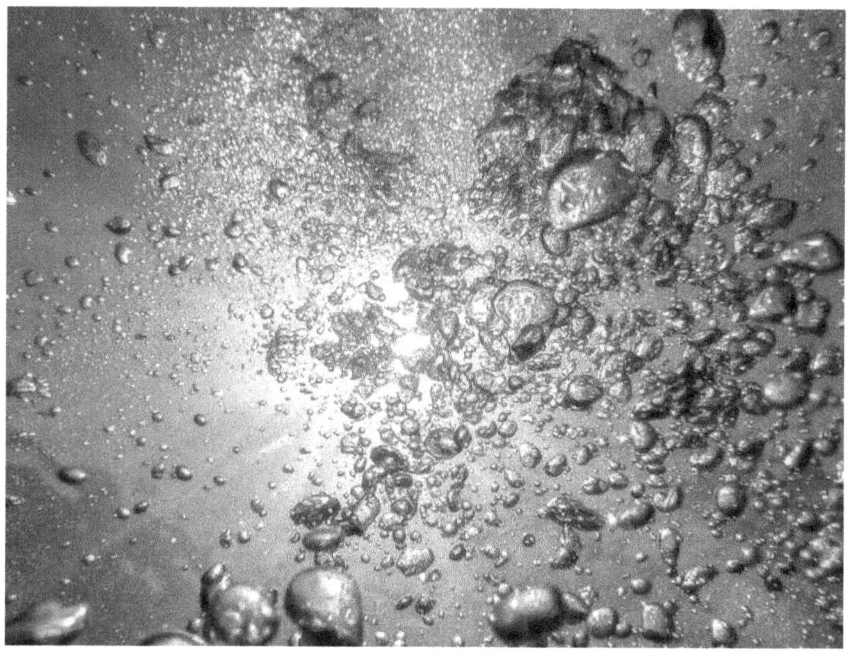

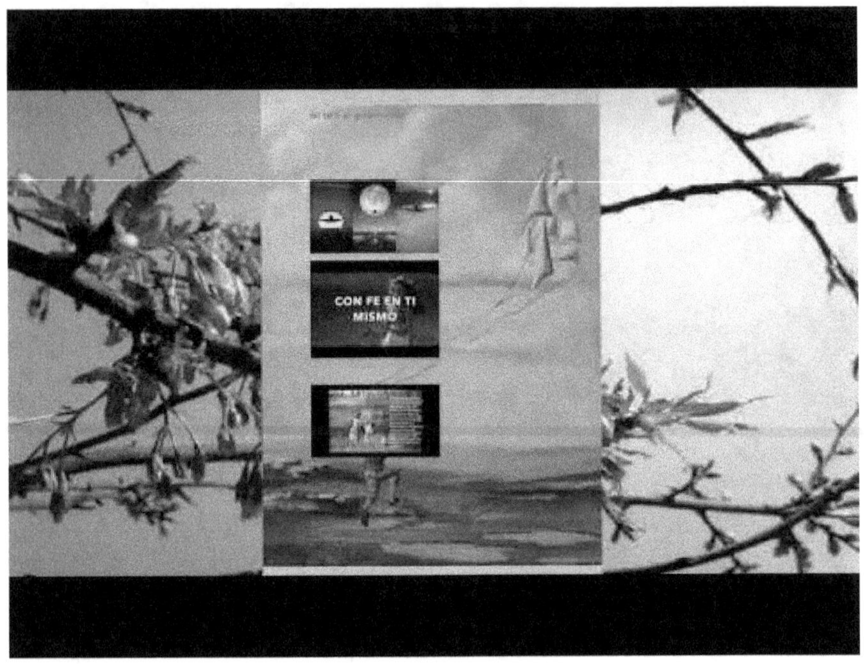

https://youtu.be/Dk3Wz0zOBCw

SER FELIZ EN LA ADVERSIDAD Anuncio de la película "Ser Feliz en la Adversidad <u>Ir a este Sway</u>

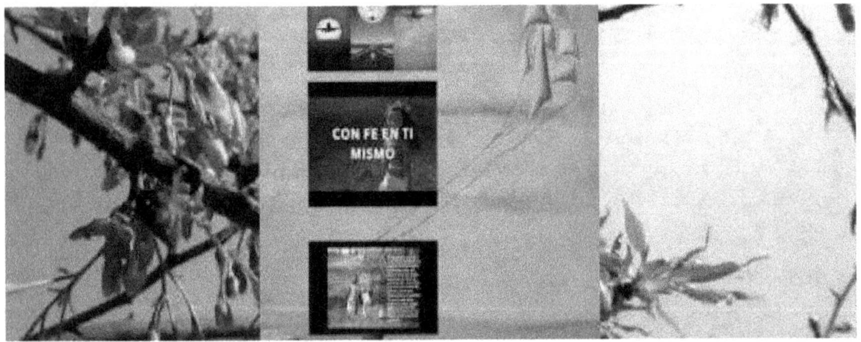

https://sway.office.com/2HShNndaMZ3iOw7S?ref=email

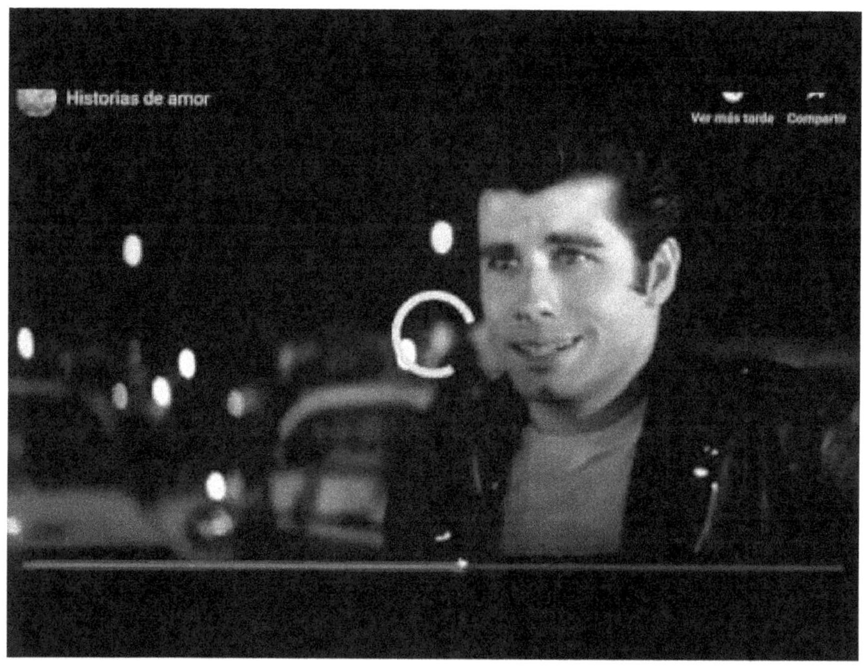

https://youtu.be/fEvjyEoimQo

Mi página web www.afrontarladversidad.es que nace para llegar a toda aquella persona, que desde sus casas buscan ayuda cuando la adversidad toca a sus vidas.

Capítulos completos con imágenes, versión completa (Más de tres horas)

Libro electrónico Ser Feliz en la Adversidad : https://1drv.ms/b/s!Aj8oSlSLZm8EgZwy50SiwBW4PX8_Hw?e=y7ak2f Libro en pdf para imprimir y leer, con pocos enlaces.

https://1drv.ms/b/s!Aj8oSlSLZm8EgZl3wlLpLRHrfiZC hg?e=fbLg9G

Libro en pdf para leer, imprimir, pero sobre todo para escuchar con todos los sentidos, tiene muchos enlaces que te invitan a abrir ventanas, cada ventana es un mundo, una aventura por descubrir.

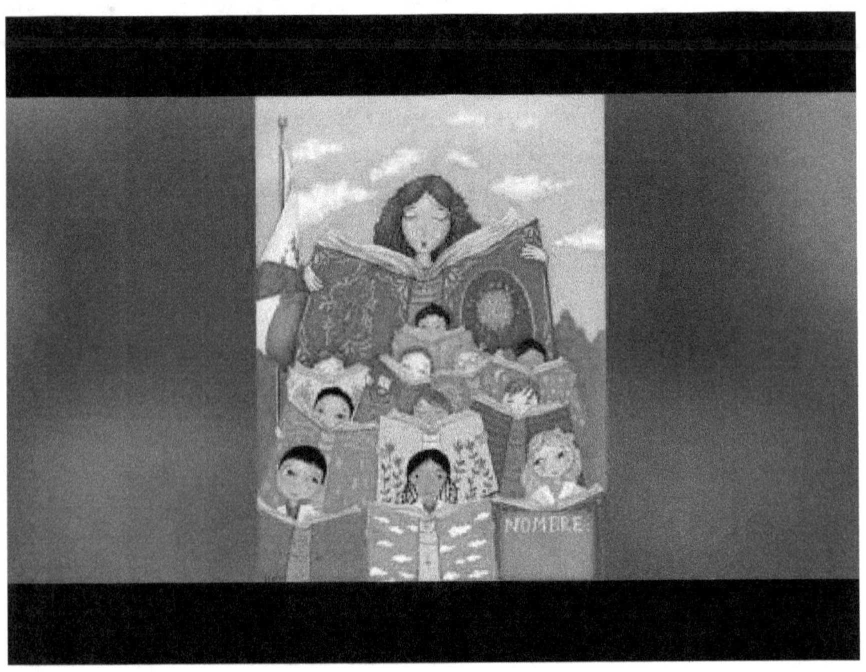

https://youtu.be/nQa_TUTNUbE

Te invito a conocer Learning With Emotions, un libro dedicado a todas las personas que sufren enfermedades neurodegenerativas, te ayudará a mantener en forma tus capacidades mentales, a la vez que fortaleces tu persona, con videos que te enseñan a quererte, valorarte, subir tu autoestima, conocerte a través de tus emociones, la búsqueda de la felicidad; entrenamiento cognitivo emocional en dos fases.

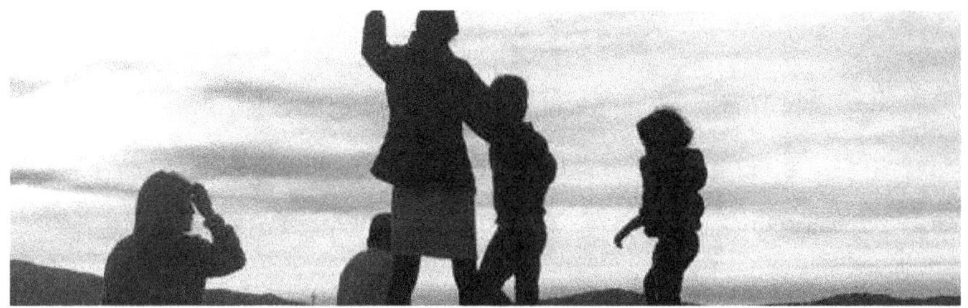

TE PROPONGO CONOCER LEARNING WITH EMOTIONSEs un entrenamiento Cognitivo-

Emocional, Learning with emotions, es aprender con tus emociones, es sentirte a ti mismo, con toda tu complejidad, con todas tus facetas que te hacen ser único...Ir a este Sway

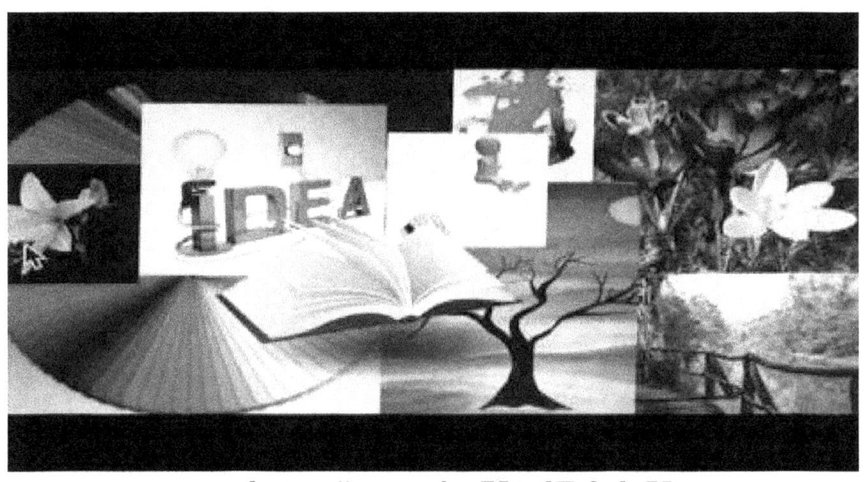

https://youtu.be/U6qlTshdyUo

Learning with emotions, entrenamiento cognitivo emocional Primera parte

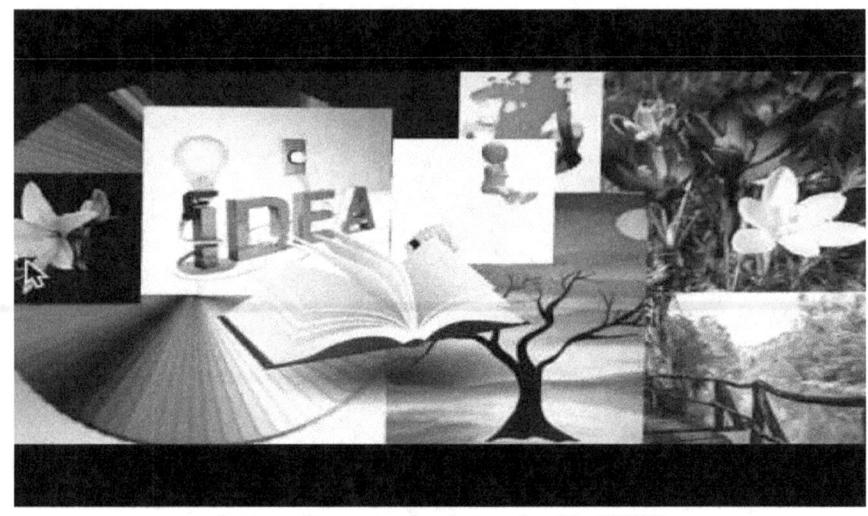

https://youtu.be/utxyh_KzEFY

- Learning with emotions, entrenamiento cognitivo emocional Segunda parte

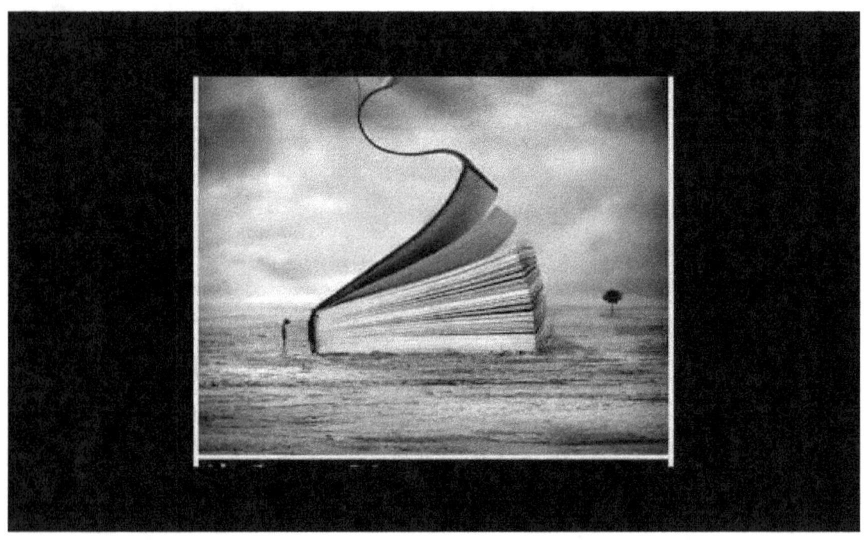

https://youtu.be/A56nQaOPG0A

- Presentando el libro electrónico

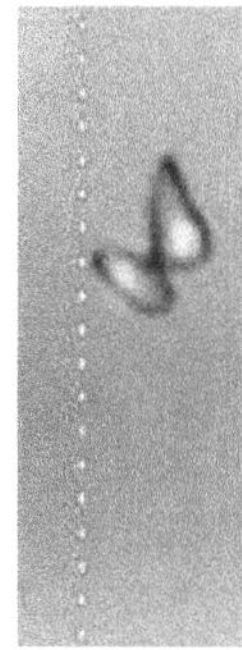
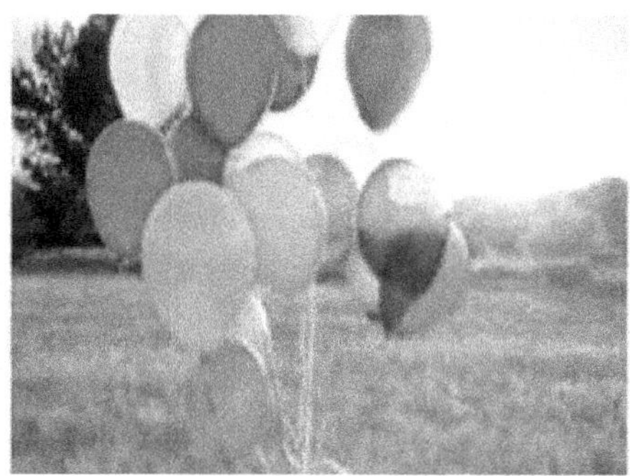
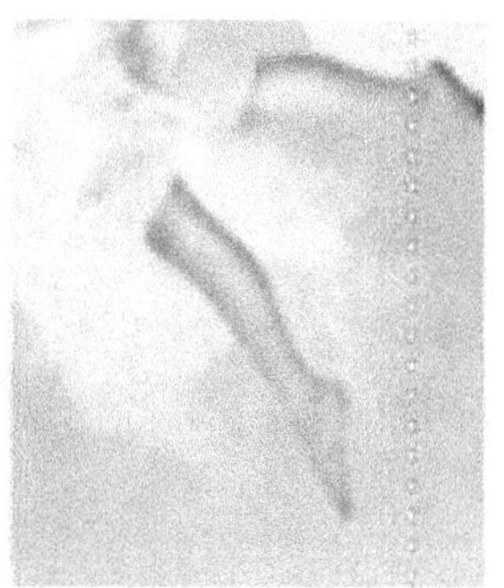

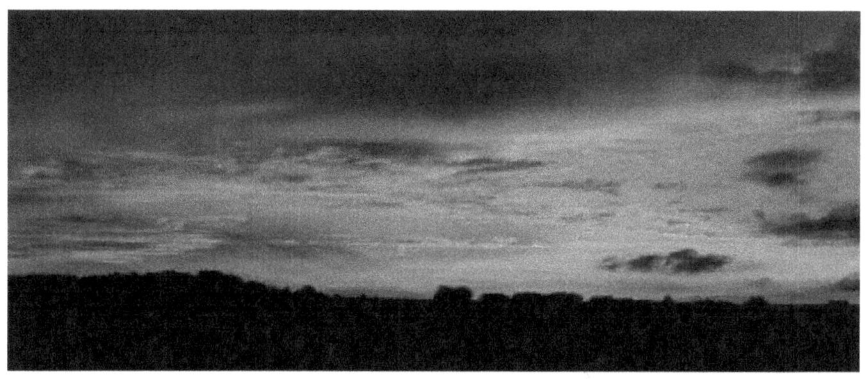

Ejercicios de estimulación cognitivaEjercicios de estimulación cognitiva pertenecientes a la segunda fase del Entrenamiento COGNITIVO-EMOCIONAL: "Learning with emotions". Gimnasia mental, en todo momento, con la presencia con…Ir a este Sway

Learning with emotions, el libro electrónico en pdf:

https://1drv.ms/b/s!Aj8oSlSLZm8Ege5H-RUPg9MoV6Cvhg?e=9eNp09

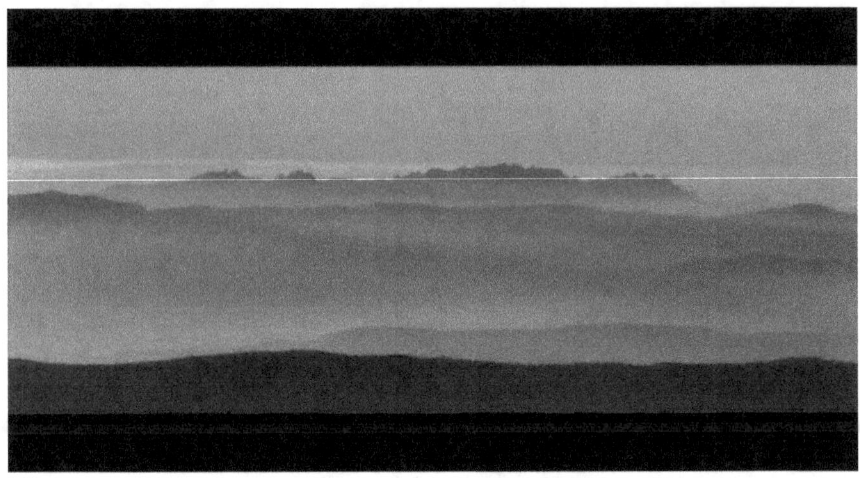

https://youtu.be/cS2pgfO3u_Y

Video que me gustaría cierre esta reflexión sobre la Felicidad en la Adversidad, mi testimonio es respuesta a este interrogante

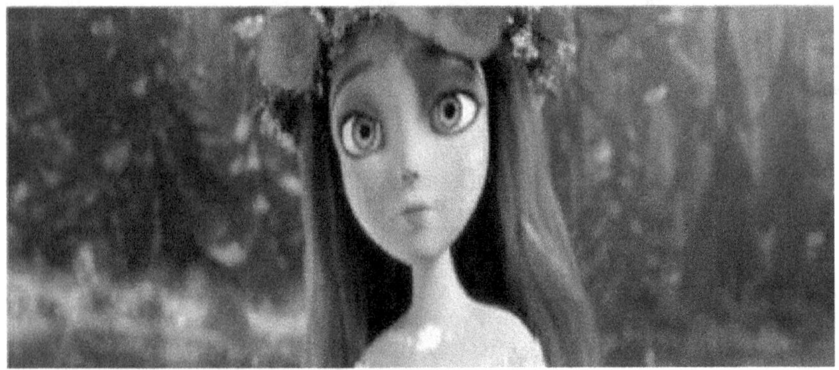

https://sway.office.com/GxdiaMoo0crfgOUS?ref=email

Si quieres vivir este capítulo en formato Mini Web

Capítulo 4. Emociones ante el COVID-19

Si bien el confinamiento puede ser una de las medidas más mediáticas e incluso impopulares, sobre todo cuando por primera vez en la historia el gobierno chino llegó a clausurar una de sus provincias impidiendo la libre circulación de sus habitantes, y dictaminando que se encerrasen en sus casas permitiéndoles salir únicamente para conseguir víveres con los que alimentarse.

Situación inédita hasta la fecha, pero que está justificada desde las autoridades sanitarias como forma de combatir la expansión del COVID-19 y con ello reducir la posibilidad de contagiar a otros, medida que en mayor o menor grado ha sido adoptada por muchos países cuando el número de sus ciudadanos infectados ha ido creciendo de manera descontrolada, pasando de unos pocos casos a cientos o miles.

Un confinamiento domiciliario que ha ido antecedido por el cierre de los centros educativos, y que ha hecho que aquellos puestos que así lo permitían se adaptasen trabajando de forma remota para con ello que se mantuviese en la medida de lo posible la actividad económica. Si bien esta ha sido la vivencia de muchas familias, en donde incluso se han visto sorprendidas por la pérdida de ingresos económicos por parte de alguno o todos los miembros de la familia.

Esta situación ha sido vivida como especialmente problemática entre las que cuentan con un familiar con alguna enfermedad sobre todo cuando es crónica o degenerativa como en el caso de la enfermedad de Parkinson, en donde los pacientes van a ir sufriendo deterioro en sus capacidades físicas con la implicación emocional que ello conlleva, agravado por la situación actual de problemas económicos de las familias, lo que en algunos casos ha incrementado las tensiones entre sus miembros lo que a su vez se refleja en problemas emocionales.

"Bueno, todos podemos comprender que la pérdida progresiva de independencia empeore el estado general de salud y bienestar de cualquier persona.

Pero pensemos en el caso de una persona con la enfermedad de Parkinson que presenta rigidez, trastornos de la postura, del sueño… si a medida que la enfermedad avanza va experimentando nuevos síntomas como por ejemplo falta de energía, enlentecimiento psicomotor y cognitivo, dificultades en la concentración, etc.

entenderemos que surjan en esta persona sentimientos de tristeza, impotencia o desesperación." María Caridad Marín, F.E.P.

Pero además de las consecuencias atribuibles directamente a la enfermedad de Parkinson, también se producen otras en la vida del paciente que van a influir tanto en su calidad de vida como en su autoestima, como es el aumento del riesgo de caídas.

La descoordinación motora, o un "mal movimiento" son las causas más habituales de estas caídas, las cuales puede tener importantes consecuencias como la rotura de cadera por parte de quien padece la enfermedad de Parkinson, pero ¿hasta qué punto se ven incrementadas las caídas entre este colectivo?

Esto es lo que ha tratado de responderse con una investigación realizada desde el Centro Médico Hospitalario de San José y la Universidad Estatal de Arizona (EE.UU.) [114].

En total quedaron 401 adultos, todos ellos pacientes que sufrían la enfermedad de Parkinson, a los cuales se les indicó que notificasen cada vez que tuviesen una caída. Estas caídas se clasificaron entre graves o no, según las consecuencias que acarreaban en el paciente.

Se analizó a los pacientes durante dos años (2011-2012) que acudían a la clínica de Parkinson Muhammad Ali, excluyendo del estudio aquellos que tenían trastornos asociados que aumentan las posibilidades de caer, tal y como la Parálisis Supranuclear Progresiva, atrofia sistemática múltiple, y la degeneración Corticobasiler; igualmente se han excluido del estudio los que sufren algún tipo de demencia, las que utilizan prótesis de rodilla o cadera o los invidentes.

Los resultados indican una alta incidencia de caídas, en el 51% de los pacientes se produjo al menos una caída durante el tiempo del estudio, de los cuales el 22% sufrieron más de una caída.

La investigación constata lo que ya habían señalado otros anteriores sobre la importancia de atender a este tipo de pacientes en sus actividades diarias, ya que es en esos momentos en los que puede sufrir una caída, con las consecuencias que ello acarrea sobre su autoestima y sobre su salud.

Los autores alertan que si bien en la población general mayor de 65 años la probabilidad de caída durante un año afecta a un porcentaje importante como es el 33%, éste se ve incrementado casi al doble en el caso de que además la persona sufra la enfermedad de Parkinson, pero ¿Cómo afecta el miedo a una caída a los pacientes con la enfermedad de Parkinson?

Esto es precisamente lo que ha tratado de averiguarse con una investigación realizada por el Hospital Rasoul Akram; junto con el Departamento de Neurología de la Facultad de Rehabilitación; el Centro de Investigación de

Rehabilitación del Departamento de Terapia Ocupacional; y el Departamento de Tecnología Médica Avanzada de la Universidad de Ciencias Médicas de Irán; junto con el Centro de Investigación sobre Inteligencia Tecnológica en Neurorrehabilitación de la Universidad de Tecnología Sharif; la Facultad de Ciencias de la Rehabilitación de la Universidad de Ciencias Médicas Shahid Beheshti y el Centro de Investigación de Rehabilitación Neuromuscular de la Universidad de Ciencias Médicas de Semnan (Irán) [115].

En el estudio participaron 139 pacientes diagnosticados con la enfermedad de Parkinson con edades comprendidas entre los 48 a 72 años.

A todos ellos se les administró la escala Hoehn y Yahr Scale [10], para conocer en qué fase de la enfermedad se encontraban, igualmente pasaron por el Mini Mental Status Examination [12] para comprobar que no tuviesen afectadas funciones cognitivas; el Functional Reach Test [116] para evaluar la postura del paciente en marcha; el cuestionario Q.O.L. [117] y el Parkinson's Disease Questionnaire-39 [36]; para evaluar diversas habilidades que afectan en la calidad de vida como la movilidad, el apoyo social, el estigma percibido, la cognición, la comunicación, la autoimagen y sus sentimientos sobre su propia salud; y el Fall Efficacy Scale-International [118] para evaluar el miedo a caerse por parte del paciente.

Los datos encuentran una relación directa entre el miedo percibido a caerse y la calidad de vida, de forma que a mayor miedo menor calidad de los pacientes con la enfermedad de Parkinson.

Es decir, y según estos resultados se ha de tener en cuenta la atención de este aspecto del miedo, en este caso a caerse, para lo cual, sin duda, deberían de contar con un psicólogo especializado que ofrezca herramientas válidas para que el paciente sepa conocer las posibilidades reales de caerse y cómo hacer para evitarlo.

Una estrategia de información que va dirigido a luchar contra el miedo y con ello indirectamente mejorar la calidad de vida de los pacientes con la enfermedad de Parkinson.

Depresión y la enfermedad de Parkinson

La tristeza es un estado por el cual uno deja de sentirse "pleno" o al menos "normal", considerada como una de las emociones básicas, junto con la felicidad o el miedo.

Son muchos los motivos que pueden generar tristeza, desde la pérdida de un ser querido, hasta el no haber logrado una meta ansiada. La depresión y basado en su origen puede distinguirse entre exógena y endógena, en el primer caso dicha depresión provendría de acontecimientos externos "negativos" que vivencia la persona y que le afectan a su estado de ánimo, por ejemplo, la ruptura sentimental o la pérdida de un ser querido, al extenderse la tristeza provocada más allá del período del duelo.

"No obstante, es importante añadir que la depresión también puede precipitarse por factores psicosociales que no tienen nada que ver con los cambios que se producen en el cerebro. Nos referimos a que en ocasiones surge como reacción psicológica ante las múltiples situaciones que puede vivir la persona: recibir el diagnóstico, valorar su estado y sus recursos personales para afrontar la situación, ante los cambios que se van produciendo en su forma de vida o debido al aislamiento que puede sentir en un momento dado, etc." María Caridad Marín, F.E.P.

Entre los muchos efectos de la depresión, se puede encontrar que está caracterizado por sentimientos de culpa, desesperanza e inutilidad, con pensamientos negativos; además de un incremento de la sensibilidad al dolor, con malestar persistente, problemas digestivos, fatiga, irritabilidad, pérdida de interés por lo que antes le agradaba, dificultad para concentrarse, además de alteración del sueño, pero ¿cuál es el impacto económico en un país del primer mundo del padecimiento de la depresión entre la ciudadanía?

Esto es precisamente lo que ha tratado de averiguarse con una investigación realizada conjuntamente desde el Instituto de Epidemiología, Medicina Social e Investigación del Sistema de Salud de la Facultad de Medicina de Hannover; junto con el Instituto de Práctica General de la Universidad Goethe de Frankfurt; y el Instituto de Medicina General y Medicina Familiar de la Universidad de Friedrich-Schiller Jena (Alemania) [119].

En el estudio intervinieron 70 médicos de la red sanitaria alemana, los cuales realizaron una reevaluación de sus pacientes diagnosticados con depresión, a la vez que les informaban del estudio y recogían su consentimiento para participar, con lo que al final fueron 626 pacientes los que completaron las encuestas, siendo el 75,7% mujeres.

De cada participante se recogieron cinco datos, la

medicación que recibían, las visitas al médico general, las visitas al especialista, la psicoterapia que seguían y el número de hospitalizaciones, siendo su coste extraído de unas tablas estandarizadas estimadas por la Oficina de Estadística Federal.

Para comprobar la evolución de este gasto a lo largo del tiempo, se les evaluó en tres momentos, la primera vez junto con el consentimiento informado sobre el motivo de su participación, la segunda a los seis meses y la última al año de iniciarse el estudio.

Los resultados muestran que el coste medio por paciente con depresión mayor durante un año es de 3.813€, no encontrándose diferencias significativas en el gasto sanitario por esta patología en función del género del paciente, a pesar de que en el estudio tres cuartas partes de los que participaron eran mujeres.

Lo que en cifras macroeconómicas teniendo en cuenta el número de pacientes con depresión mayor a los que se atiende genera un gasto anual en Alemania de 15.6 billones de euros.

Cantidad que a los autores les parece excesiva, a pesar de ser el trastorno psicológico más frecuente entre los pacientes que acuden a consulta, de ahí que los autores del estudio sugieran realizar mayores intervenciones tanto en la detección temprana de este trastorno como de búsqueda de nuevas y mejores técnicas y terapias con las que reducir el número de consultas, y sobre todo el coste total de la atención recibida por los pacientes con depresión mayor.

Aunque los resultados son reveladores, no informan sobre si es más o menos costoso que el tratamiento de otras enfermedades mentales, e incluso que otras afecciones físicas que se atienden, con lo que no se puede estimar si se trata de un gasto excesivo o no para las administraciones, ni si se tiene que priorizar sobre otras enfermedades debido a su elevado coste.

Todo lo anterior da muestras de cómo no se trata de un problema menor, por sus implicaciones tanto en lo que respecta al paciente y su salud, como del coste económico que genera en el sistema sanitario, pero ¿cómo afecta cada tipo de depresión en la esperanza de vida?

Esto es lo que ha tratado de responderse desde la Escuela de Psicología Experimental de la Universidad de Bristol (Inglaterra) (Thomson, 2014) para ello se llevó a cabo un estudio en el que participaron 1413 personas, de los cuales 785 habían sufrido depresión (480 endógena y 205 reactiva), cuyas edades medias oscilaban desde los 44 a los 58 años en los que han sufrido depresión reactiva y depresión endógena respectivamente, de entre los participantes más de la mitad, el 67,7% fueron mujeres; como grupo control se usaron los datos del Registro del

Servicio Nacional de Salud de Inglaterra, donde se obtuvo información sobre el número de ataques cardiacos sufridos, así como la tasa de supervivencia de las personas con sus mismas edades.

Los resultados encontraron que los hombres tienden a sufrir un acortamiento significativo de la vida debido a problemas asociados al corazón, pero esta relación solo se produce en el caso de la depresión endógena.

A continuación, transcribo la entrevista realizada a Dª. María Caridad Marín Valero, psicóloga y responsable de Formación d la Federación Española de Párkinson, quien nos comenta sobre la relación existente entre el padecimiento de la depresión y la enfermedad de Parkinson.

- ¿Es cierto que se suele anteceder síntomas depresivos en personas que muestran los primeros síntomas de la enfermedad de Parkinson?, ¿A qué cree que se debe?

Efectivamente hoy en día sabemos, gracias a estudios realizados con técnicas de neuroimagen funcional, como el S.P.E.C.T. y la P.E.T., que el párkinson en realidad comienza varios años antes de que la persona empiece a experimentar las primeras manifestaciones motoras.

En ese período de tiempo previo, que puede ser de unos 4 a 5 años, la persona con la enfermedad de Parkinson, y como consecuencia de las regiones del cerebro que se ven afectadas por la E.P., ya comienza a mostrar síntomas no motores como pérdida de olfato, estreñimiento, trastornos del sueño R.E.M. y/o la depresión que mencionas.

De hecho, hay datos que apuntan a que la depresión precede al desarrollo de los síntomas motores en el aproximadamente 1/3 de los casos de enfermedad de Párkinson.

- ¿Puede ser que el haber sufrido depresión mayor en la mediana edad o posteriormente pueda ser un factor de riesgo para padecer la enfermedad de Parkinson?

Actualmente la etiología de la enfermedad de Parkinson está poco clara.

Sabemos que un 10-15% de los casos son hereditarios y que en una serie pequeña de casos se ha identificado un gen causante de la enfermedad, pero la gran mayoría de casos con enfermedad de Párkinson son esporádicos y sin causa evidente.

La hipótesis más extendida es la que defiende que la E.P. puede obedecer a una interacción compleja entre factores tóxicos ambientales, rasgos de predisposición genética y envejecimiento.

Por eso, aunque existen investigaciones que sugieren que la depresión podría ser un factor de riesgo para enfermedades como el cáncer, los accidentes cerebrovasculares o el párkinson, son estudios en los que todavía quedan muchas preguntas abiertas, incluyendo si la propia depresión de la que estamos hablando sería un factor de riesgo o tal vez un síntoma precoz de la enfermedad.

- ¿Afecta negativamente en la progresión de la enfermedad de Parkinson la aparición de sintomatología depresiva?, y de ser así ¿Existe algún procedimiento establecido para tratarlo?

Sí, sabemos que los factores psicológicos influencian considerablemente la condición física y el nivel de autonomía de las personas con la enfermedad de Parkinson.

Se ha comprobado que la sintomatología depresiva constituye a largo plazo uno de los problemas más incapacitantes y que más disminuyen la calidad de vida de estas personas, y además se encuentra asociada a una mayor rapidez en el deterioro de las funciones cognitivas y motoras, a los trastornos del sueño, al dolor, a la disfunción sexual, etc.

En cuanto al procedimiento establecido para poder poner en marcha el tratamiento adecuado, en primer lugar, es necesario alcanzar un diagnóstico clínico certero.

En ocasiones esto no resulta fácil ya que algunos de los síntomas característicos de la depresión pueden también estar presentes en la enfermedad de Parkinson sin depresión, por ejemplo, sentirse cansado.

Además, algunas personas no se dan cuenta o no admiten que están deprimidos.

Posteriormente el abordaje de la depresión en la E.P. suele hacerse desde la doble perspectiva psicofarmacológica y psicoterapéutica.

Aunque hoy en día existen un buen número de medicamentos disponibles, hasta la fecha no contamos con el antidepresivo ideal, por lo que los tratamientos deben adaptarse a las necesidades de cada persona, a la complejidad de sus síntomas, al potencial determinado que tenga el afectado de experimentar efectos adversos ante los psicofármacos, etc.

Por otro lado, las técnicas de psicoterapia también han demostrado su utilidad en el tratamiento de la depresión en la EP.

Entre ellas las que se centran en los cambios del pensamiento y de la conducta que ocurren durante la depresión y también las que proporcionan apoyo, comprensión y educación a la persona.

Participar en grupos de apoyo, llevar a cabo algún tipo de actividad física y otro tipo de terapias, también nos permite, en algunas ocasiones, mejorar el estado emocional de la persona con la enfermedad de Parkinson y disminuir también el agotamiento que estos síntomas pueden provocar en el cuidador.

- ¿Cómo se compatibiliza el tratamiento farmacológico d la enfermedad de Parkinson con el de la depresión?

Las diferentes alternativas terapéuticas se plantean siempre en función de la sintomatología clínica de la persona con la enfermedad de Parkinson y teniendo en cuenta el riesgo de interacción farmacológica que pueda producirse entre los distintos fármacos, la presencia de otras enfermedades y por lo tanto de otros tratamientos, etc.

Con todo esto, hay que comentar que los I.S.R.S. (Inhibidores Selectivos de la Recaptación de Serotonina) son los fármacos más utilizados actualmente para el tratamiento en la E.P. junto con la quetiapina.

Son medicamentos que trabajan bien, aunque pueden producir efectos secundarios como alteración del apetito, pesadillas o alteración de la libido.

- ¿Es posible prevenir la sintomatología depresiva en los pacientes de la enfermedad de Parkinson? y de ser así ¿cómo se realiza?

Está comprobado que hay algunas estrategias que ayudan a prevenir, controlar y/o reducir los problemas emocionales.

Entre ellas, seguir unos hábitos saludables de alimentación y de sueño, mantenerse activo tanto física como mentalmente, practicar ejercicios de relajación y respiración, evitar el aislamiento compartiendo experiencias y sentimientos con los demás, etc.

Tal y como se ha comentado, existe una íntima relación entre la depresión y padecer la enfermedad de Parkinson de ahí que sea fundamental la asistencia psicológica, la cual suele ser ofrecida por las propias asociaciones de pacientes, a pesar de lo cual no todos buscan la ayuda necesaria para superar dicha depresión.

Así y aun contando con la disponibilidad de este tipo de ayuda no todos los pacientes van a estar dispuestos a solicitar atención psicológica debido al estigma social que todavía hoy en día existe, y eso a pesar de las campañas que anualmente se realizan para la sensibilización de la población sobre la importancia de la labor de los profesionales de la salud mental.

Para tratar de comprender esta resistencia se ha llevado a cabo una investigación conjunta desde la Agencia de Relaciones del Territorio del Norte de Australia de la

Universidad Charles Darwin junto con la Universidad de la Federación (Australia) [120].

En el estudio se compararon dos poblaciones de adultos, la anglosajona y la griega (con 8 y 9 participantes respectivamente), todos ellos viviendo en Australia, los cuales pasaron por una entrevista semiestructurada cuyas respuestas posteriormente se categorizaron y analizaron, teniendo en cuenta la visión de los participantes sobre la salud mental y sobre si acudían o no a consulta.

Los resultados muestran que los anglosajones tienen menos problemas a la hora de acudir a consulta, mientras que los griegos tratan de buscar ayuda informal, incluida la religiosa para tratar de solucionar este tipo de problemática.

Comportamiento que estaba de acorde con la visión de los problemas de salud mental, donde los griegos mostraban un mayor estigma al respecto, es decir, al verlo como un problema socialmente rechazado, eso podía hacer que no acudiesen a consulta, por si "alguien les veía".

Tal y como indican los autores todavía se debe de trabajar mucho en la sensibilización por parte de la población de que acudan a los profesionales de la salud mental cuando así lo requieran.

Puntualizando lo expuesto hay que indicar que la aparición de la depresión en la enfermedad de Parkinson puede producirse a los pocos días de recibir el diagnóstico o tras unos años de padecer la enfermedad.

Estimándose que la prevalencia de esta relación entre la depresión y el parkinsonismo, como también se conoce a la enfermedad de Parkinson, es entre un 10 a 70%.

Si nos paramos a pensar en las crecientes dificultades que la persona va sufriendo a la hora de controlar sus propios movimientos, no nos extrañaría que eso se tornase en un problema en su estado de ánimo e incluso en su autoestima.

Pasar de ser totalmente independiente, a cada vez necesitar más ayuda, sabiendo que al final la dependencia será absoluta, puede llegar a hundir hasta la persona más optimista.

Se esperaría que aquellas personas que constasen con factores como la resiliencia o una red amplia de apoyo familiar serían las que tendrían más posibilidades de no caer en dicha depresión.

Es decir, a medida que conocemos los factores implicados en la depresión entre pacientes de la enfermedad de Parkinson, podemos establecer los factores protectores, pero ¿Se puede prevenir la depresión en la enfermedad de Parkinson?

Esto es lo que ha tratado de responderse con una investigación realizada desde el Centro Médico de

Postgrado Jinnah del Instituto de Psiquiatría de la Universidad de Medicina Baqai; junto con el Colegio Médico Ziauddin y la Universidad Isra (Pakistán) [121].

En el estudio participaron noventa y siete pacientes diagnosticados con la enfermedad de Parkinson con edades comprendidas entre los 50 a 80 años, siendo la mitad mujeres.

A todos ellos se les administró el cuestionario estandarizado para evaluar la presencia de síntomas depresivos denominado Beck Depression Inventory [71].

Se tuvieron en cuenta las variables sociodemográficas de género, edad, nivel económico y nivel de estudio, así como el tiempo que lleva padeciendo la enfermedad de Parkinson.

Los resultados, obtenidos a partir de un nivel superior a nueve en la prueba administrada indican una mayor prevalencia de síntomas depresivos entre las mujeres (10,2%) frente a los hombres (9,3%).

Con respecto a la edad se observó que a más años (más de 60) se tiene un porcentaje superior en sintomatología depresiva (8%) frente a los más jóvenes (1%).

Igualmente, en ninguno de los pacientes que habían cursado estudios superiores (14 de ellos) se alcanzaron síntomas significativos de depresión, frente al 11,8% de los que tenían estudios básicos y los 9,4% de los que tenían estudios intermedios.

Con respecto al tiempo de padecimiento de la enfermedad de Parkinson, los que llevaban menos de 10 años padeciéndola sufrían un mayor porcentaje de depresión frente a los que llevaban más de diez (11,5% frente al 5,6%).

Por último y con respecto al aspecto económico de la familia, cuando estos tenían ingresos inferiores a 20.000 rupias pakistaníes mostraban un mayor porcentaje de sintomatología depresiva (12.8%), frente a los que tenían ingresos entre 20.000 y 40.000 rupias pakistaníes de un (7,4%) y frente al 4,3% de aquellos que tenían ingresos familiares por encima de 40.000 rupias pakistaníes.

Entre las limitaciones del estudio está el que no se ha introducido un grupo control, para saber el nivel de la depresión en la población de similares características sociodemográficas, para poder determinar si están por encima o no.

Igualmente hay que tener en cuenta las características de la idiosincrasia de la población pakistaní, así como de su sistema asistencial, por lo que se requiere de nueva investigación para comprobar si los resultados anteriores se mantienen.

De corroborarse estos resultados en otras poblaciones, obteniéndose diferencias significativas por cada una de las variables señaladas, entonces se puede indicar que las personas que tienen una mayor probabilidad de sufrir depresión cuando padecen la enfermedad de Parkinson son aquellas mujeres, con edades superiores a los 60 años, que lleven sufriendo menos de 10 años la enfermedad de Parkinson y que además tengan estudios básicos y escasos recursos económicos.

Al contrario, los hombres menores de 60 años, que llevan sufriendo la enfermedad más de 10 años, y que tienen un nivel de estudio superior y unos ingresos familiares elevados van a estar menos expuestas a sufrir depresiones cuando se padece la enfermedad de Parkinson.

Una vez conocido los perfiles de las personas más vulnerables se pueden implementar programas de protección especial para que estas personas no caigan en la depresión.

Ansiedad y la enfermedad de Parkinson

A lo largo del día existen numerosas situaciones que precisan de la máxima atención, en la que se tiene que dar la mejor respuesta posible, ya sea por la premura o por tener que atender a varios requerimientos a la vez, siendo que estas demandas pueden producir estrés, el cual mantenido a medio o largo plazo puede ser nocivo para la salud, lo cual se denomina distrés.

Pero también existe el estrés "bueno", es decir, aquel que durante un corto espacio de tiempo potencia las capacidades y hace dar respuestas más acertadas en las actividades que se deben desempeñar, a este segundo tipo de estrés se denomina eustrés.

El que sea "bueno" o "malo", depende tanto de la valoración psicológica de los acontecimientos y situaciones estresantes como de que estas se mantengan durante un cierto tiempo, así, una situación valorada como desafiante, pero atractiva como forma de superarse o de "lucirse", motiva a dar lo mejor de uno mismo, obteniendo éxitos que de otra forma no se alcanzarían; pero si esa situación se mantiene en el tiempo, se produce el agotamiento de los recursos según se explica en el Síndrome General de Adaptación (Selye, 1946), y con ello dejaría de ser motivador convirtiéndose en algo "insufrible", dando el éxito paso a la enfermedad.

Este síndrome precisamente da cuenta de cómo se va a ir produciendo este proceso para lo cual se divide en tres etapas:

- La inicial o de reacción de Alarma, desde el momento en que se produce el estímulo o la situación estresante, el organismo se ha de preparar para responder.

- La de resistencia o Adaptación, en ésta fase se pone en marcha el mecanismo Hipotálamo Hipófisis Adrenal (H. H. A.), para dar respuesta a la demanda estresante; si ésta desaparece, el organismo tenderá a una "desactivación" producida por un mecanismo de retroalimentación negativa, que emplea la misma vía H.H.A., de forma que el cortisol de las glándulas suprarrenales inhibirá la producción de la hormona liberadora de corticotropina de la hipófisis y con ello desactivará el eje H.H.A., recuperando así los niveles basales previos a la aparición del estrés; en cambio, si el estímulo estresante se mantiene, el organismo pasará a la siguiente fase.

- La final o de agotamiento, basado en que los recursos del cuerpo son limitados y están disponibles por un escaso tiempo, pasado el cual se produce un agotamiento de estos, así como del estado de tensión que lo origina.

Este agotamiento, va a traer toda una serie de consecuencias en los distintos sistemas implicados que pueden llevar a la persona a enfermar.

Así un estrés a medio plazo va a tener una serie de consecuencias, como dolores musculares, alteración del sueño y del estado de ánimo e inmunodeficiencia; mientras que un estrés crónico en cambio va a provocar efectos más graves, siendo el responsable de alteraciones digestivas que pueden acarrear úlceras y diarreas; obesidad por el aumento de apetito y con ello se incrementa la posibilidad de padecer diabetes; debilitamiento del sistema inmune, estando más expuesto a infecciones y resfriados; pérdida de memoria, de motivación, sueño, alteración del estado de ánimo; y aumento de la presión arterial y de la frecuencia cardíaca, acumulación de colesterol y triglicéridos en sangre, con aumento de riesgo de padecer enfermedades cardíacas y derrames.

A nivel psicológico la toxicidad de niveles elevados de cortisol en el cerebro de forma aguda, conlleva la afectación de determinadas estructuras neuronales que va a repercutir en un peor desempeño cognitivo, como en el caso del hipocampo, necesario para el establecimiento de nuevos aprendizajes; además va a acrecentar los síntomas de determinados trastornos, como en el caso de la esquizofrenia donde a mayores niveles de estrés, mayor expresión de síntomas psicóticos.

El eje H.H.A. por tanto va a dar la medida de cómo funciona el organismo, si éste lo hace correctamente, es decir, si se produce una activación puntual ante situaciones de estrés, la persona va a poder dar la respuesta adecuada al momento, ya sea de escape o de afrontamiento mientras que, si ésta se mantiene en el tiempo, debido a que el estresor sigue presente, se van a empezar a producir "fallos" en el proceso normal, y con ello se incrementa la probabilidad de sufrir diversas enfermedades.

Y esto es debido a la estrecha relación existente entre el sistema inmune y el psicológico, dado que el primero es fundamental para la correcta recuperación de cualquier alteración del organismo; ya que unas defensas bajas, no sólo ralentizan dicho proceso, sino que favorecen la aparición de infecciones y otras enfermedades.

Relación mediada por el tipo de personalidad que se tenga, así altos niveles de estrés va a afectar principalmente a la salud del corazón, donde aquellos que tienen personalidad Tipo A se muestran especialmente competitivos, inquietos y con elevados niveles de estrés y ansiedad en su día a día, teniendo mayores posibilidades de sufrir alguna patología cardíaca, como el ataque al corazón, el cual, de producirse, no sólo aumenta la posibilidad de tener otro ataque cardíaco si no que debilita sensiblemente este músculo tan importante como es el corazón, pudiendo acortar en muchos casos meses e incluso años de vida, por contraposición surgió el término de personalidad tipo B, como protectora de la salud, caracterizada por un individuo en calma, con una mente en paz, regido por valores de la cooperación y la creatividad, pudiendo ser igualmente eficaz en sus tareas; en este caso el corazón lejos de sufrir los "envites" diarios, parece estar protegido y con ello se producen menos ataques que en los de la personalidad tipo A.

Pero si bien estos tipos de personalidades son los más conocidos, hace algunos años se descubrieron otros dos tipos; así en la personalidad tipo C, hay un alto nivel de expresión de la emoción, particularmente de las positivas, con un ocultamiento de las emociones negativas para el resto de la gente, como resultado van a tener más probabilidades de sufrir reumatismo, infecciones, alergias, enfermedades de la piel y cáncer; por su parte, ante el tipo de personalidad D se exhibe un alto nivel de autoexigencia, con comportamiento hiperactivo y baja autoestima; con desconexión entre el mundo emocional y el "racional", lo que hace que tengan más posibilidades de sufrir enfermedades psicosomáticas.

Por todo lo anterior, es importante evitar altos niveles de ansiedad, sabiendo que dependiendo del tipo de personalidad va a tener unos efectos u otros.

Uno de los problemas relacionados con la ansiedad es que a veces no se sabe si son causa o consecuencia de algunas enfermedades como en el caso de la enfermedad de Parkinson.

La ansiedad es un rasgo que está presente en muchos de nuestros actos, pero este se puede convertir en un problema si se mantiene en niveles elevados, circunstancia que suele observarse cuando se trata de una enfermedad crónica o incurable.

En el caso de la enfermedad de Parkinson algunos estudios señalan que uno de cada dos pacientes además sufre trastorno de ansiedad, frente a uno de cada seis que sufren trastorno de depresión mayor.

Con respecto a la sintomatología asociada a la ansiedad en la enfermedad de Parkinson, esta se expresa con el incremento de la sintomatología motora, además de sufrir episodios de ansiedad o de pánico, lo que va a ir en detrimento de la calidad de vida del paciente.

Algo que hasta ahora no se solía evaluar, considerándose que el nivel de ansiedad estaba causado o justificado por el padecimiento de esta enfermedad neurodegenerativa, y si se analizaba era con instrumentos generales de detección de ansiedad, pero ¿Se puede mejorar la evaluación de la ansiedad en la enfermedad de Parkinson.

Esto es lo que ha tratado de averiguarse con un estudio realizado conjuntamente por diversos centros de investigación de Australia; España; EE.UU.; Francia y Países Bajos [122], para ello se creó y validó una nueva herramienta de diagnóstico la cual ha sido denominada como P.A.S. (Parkinson Anxiety Scale).

En el estudio participaron 372 pacientes diagnosticados con la enfermedad de Parkinson a los cuales se les administró el P.A.S., además de otros instrumentos ya validados y estandarizados con los que realizar la comparación, en concreto con el Rasch analysis of items of Hamilton Anxiety Rating Scale [123] y el Beck Anxiety Inventory [71], igualmente se empleó una entrevista para determinar la presencia de trastornos de ansiedad o de depresión empleando para ello el Mini International Neuropsychiatric Interview [124].

Los resultados muestran que el P.A.S. con únicamente 12 ítems tiene las suficientes garantías estadísticas para afirmar que analiza correctamente los niveles de ansiedad entre los pacientes con la enfermedad de Parkinson.

De hecho, evalúa tres subescalas, una referida a la ansiedad persistente, otra a la ansiedad episódica y otra a la conducta de evitación. Entre las limitaciones de la investigación se puede destacar la selección de la población objeto de estudio, en que únicamente se han analizado a pacientes que sufren la enfermedad de Parkinson Idiopática, un tipo concreto de Párkinson, no pudiéndose extrapolar estos resultados a otros tipos de Párkinson hasta que no se realicen nuevas investigaciones. Igualmente, durante el proceso de selección de ítems han sido eliminados aquellos que se mostraban sensibles a la edad del paciente o su género, aspectos que lejos de ser un problema, ofrecerían mucha más información, ya que permitirían construir instrumentos para población joven frente a mayores, o para población femenina frente a masculina. A pesar de las limitaciones anteriores, el instrumento presentado muestra suficientes garantías estadísticas para considerarse en la aplicación clínica en el estudio de los niveles de ansiedad que se presentan a la misma vez que en la enfermedad de Parkinson.

Con respecto a los tiempos de pandemia, hay que indicar que el confinamiento ha conllevado grandes cambios en la ciudadanía, así de la noche a la mañana se ha visto limitada en sus desplazamientos, encerrados en sus domicilios por días y días, sin saber cuánto durará la situación y ni siquiera si es efectiva.

Circunstancias que han conllevado cambios en la forma

de comunicarse, basado ahora en el uso intensivo de las nuevas tecnologías, donde desde los distintos gobiernos se ha tratado de que la vida se vea lo menos afectada posible, así se ha sugerido que se traten de ocupar los ciudadanos mediante actividades de ocio, además de recomendar llevar una vida ordenada en cuanto a alimentación, higiene y deporte se refiere, adaptado a cada edad pero ¿qué consecuencias tiene sobre el estado de ánimo el confinamiento de los ciudadanos?

Esto es lo que ha tratado de responderse con una investigación realizada desde la Universidad de Valladolid (España) [125], en el estudio participaron 3.550 adultos, quienes respondieron de forma telemática a dos cuestionarios, el primero para evaluar la sintomatología depresiva y ansiosa, a través del Depression Anxiety Stress Scale [126]; y el segundo para evaluar el estrés postraumático a través del Impact of Event Scale [127].

Los resultados informan de sintomatología ansiosa en el 32,4% de los participantes, mientras que el 37% sufrían estrés y el 44,1% depresión, presentándose mayores niveles entre las mujeres y los jóvenes, sobre todo entre los que mostraban problemas previos de ansiedad y depresión, y que han pasado por sintomatología que pudiera hacer sospechar que se ha tenido COVID-19 según un auto reporte.

Es decir, y según estos resultados 1 de cada 3 ciudadanos va a sufrir sintomatología asociada a estados emocionales, los cuales van a estar mediados principalmente por el género, la edad, y si ha tenido o no antecedentes de problemas de ansiedad y depresión previos al confinamiento.

Una situación que genera altos niveles de estrés mantenidos en el tiempo, que van a marcar de forma diferente a cada persona en virtud de sus propias características psicológicas, lo que en algunos casos va a mostrar consecuencias a medio y largo plazo una vez superada la cuarentena. Así es previsible que se vaya a producir un mayor número de casos de depresión o de estrés postraumático frente a la población que no tuvo que pasar por dicho encierro domiciliario, tal y como se ha visto entre los aislados en el caso del Síndrome Respiratorio Agudo Grave, el cual es de la familia de los coronavirus que provoca neumonía grave cuya aparición se produjo en el 2003 [128]. Por tanto, el confinamiento no solo va a afectar a los pacientes con la enfermedad de Parkinson a la hora de acudir a consulta, y en las limitaciones de sus familiares de visitarlo, sino que la propia situación puede provocar un agravamiento de los síntomas depresivos y ansiosos que ya pudiese estar padeciendo asociado al avance de la enfermedad.

Neuropsiquiatría en la Enfermedad de Parkinson

La enfermedad de Parkinson (EP) es la segunda enfermedad neurodegenerativa más frecuente y afecta aproximadamente al 1.7% de las personas mayores de 65 años [129]. Se trata de una enfermedad compleja y debilitante caracterizada por síntomas motores de temblor, rigidez, bradicinesia (lentitud de movimientos) e inestabilidad postural, y puede estar acompañada de varios síntomas no motores que van desde síntomas neuropsiquiátricos hasta disfunciones autonómicas y/o sensoriales, y trastornos del sueño [130,131].

Generalmente comienza en la segunda mitad de la vida con una ligera predilección masculina. La causa sigue siendo desconocida hasta el día de hoy, pero se conocen los síndromes parkinsonianos, que pueden ser de diversos orígenes (degenerativos, infecciosos, tóxicos y genéticos).

La EP se caracteriza por una pérdida de neuronas dopaminérgicas pigmentadas en la parte compacta de la sustancia negra y por la presencia de cuerpos de Lewy.

Bioquímicamente, es un colapso del sistema dopaminérgico nigrostriatal, con un umbral para su manifestación de más del 80% de la pérdida del sistema, desequilibrando muchos circuitos neuronales, no solo motores. Otros neurotransmisores también están alterados en la EP, especialmente está afectada la neurotransmisión colinérgica (acetilcolina).

Por lo tanto, la deficiencia de los circuitos colinérgicos explicaría, al menos en parte, el deterioro de la memoria observado en esta enfermedad (núcleo basal de Meynert).

Por otro lado, la insuficiencia de los sistemas serotoninérgicos y noradrenérgicos (locus coeruleus) podría contribuir a la bradicinesia/acinesia y a los fenómenos de congelación, pero podría también estar involucrada en la aparición de un síndrome depresivo, el cual está presente en el 20 a 40% de los pacientes.

Hasta el 90% de las personas con EP experimentan complicaciones psiquiátricas [132]. Estos pacientes, a lo largo de su EP, experimentan trastornos neuropsiquiátricos, que incluyen depresión, ansiedad, trastornos del sueño, psicosis y cambios conductuales y cognitivos [133].

Para los pacientes y sus familias, estos trastornos neuropsiquiátricos son a menudo más problemáticos y angustiantes que los aspectos motores de la enfermedad [134].

En los últimos años, la investigación sobre la EP ha dejado de centrarse exclusivamente en sus síntomas motores, ampliando el enfoque a los aspectos que generalmente se ven afectados en el curso de la enfermedad y que pueden ser tremendamente limitantes para el paciente, como son los cognitivos, conductuales y aspectos funcionales.

Ahora sabemos que muchos de los pacientes tienen déficits cognitivos que varían entre deterioro cognitivo leve (DCL) y demencia (demencia de Parkinson), a lo largo de la enfermedad [135].

Sin embargo, lo que se sabe actualmente sobre la prevalencia de DCL en la EP, así como sus diferentes perfiles cognitivos, ha sido distorsionado por varios factores.

Por un lado, debido a las múltiples definiciones del concepto "deterioro cognitivo", basado en el uso de varias pruebas neuropsicológicas, algunas de ellas no validadas en esta población.

Por otro lado, la pregunta sobre qué debe ser entendido por DCL aplicada a esta enfermedad neurodegenerativa.

No es hasta 2012 cuando el Grupo de Trabajo de la Movement Disorders Society establece los criterios [136] para DCL-EP, donde la evaluación neuropsicológica adquiere un gran valor.

Los déficits cognitivos iniciales en la EP pueden no parecer aparentes, aunque pueden detectarse con un examen neuropsicológico correcto. De esta manera, podemos encontrar déficits cognitivos en pacientes aparentemente no afectados.

Estos déficits son principalmente trastornos disejecutivos. En este sentido, el perfil neuropsicológico encontrado en pacientes con EP es similar al observado en pacientes con daño del lóbulo frontal, lo que refuerza la idea de una disfunción de la red frontal-estriada secundaria a la deficiencia de dopamina [137].

Por otro lado, podemos encontrar pacientes que desde etapas tempranas presentan quejas clínicas, como dificultades para mantener la atención mientras leen, cuando realizan esfuerzos mentales prolongados o cuando deben realizar operaciones mentales simultáneas.

La dificultad para "encontrar la palabra" (el fenómeno de la punta de la lengua) es llamativa, lo que está relacionado con déficits en la fluidez verbal semántica desde etapas muy tempranas.

Los problemas para recordar eventos episódicos recientes también son habituales. Las dificultades para planificar actividades y organizar la vida diaria pueden ser percibidas desde muy temprano por los pacientes, y se han relacionado con la disfunción ejecutiva.

A medida que progresa el deterioro cognitivo, la memoria y los síntomas ejecutivos se vuelven más aparentes.

En la transición a la demencia, surgen problemas de

lenguaje, y los pacientes con EP encuentran desafíos para comprender y producir lenguaje, existiendo una tendencia a perder el hilo de la conversación [138].

El concepto clásico de demencia subcortical en la EP implica predominantemente la afectación de funciones ejecutivas, atención, percepción visual [139] y dominios que no afectan la memoria.

Sin embargo, como se mencionó anteriormente, el deterioro de la memoria y el lenguaje pueden aparecer entre los síntomas de estos pacientes [140–142].

Recientemente se ha sugerido que la función frontal ejecutiva (circuitos frontoestriatales) y la afectación cortical posterior (temporal y parieto-occipital) en la EP serían dos conceptos con una base genética y una predisposición claramente diferenciadas [136].

Una serie de estudios longitudinales [143] descubrieron que los déficits frontales-subcorticales, que se han relacionado con la disfunción dopaminérgica en la vía nigrostriatal, pueden permanecer estables durante muchos años. Sin embargo, también concluyeron que el deterioro de las funciones corticales más posteriores, relacionadas con el sistema colinérgico, aumentaría el riesgo de conversión a demencia [144].

Por lo tanto, los trastornos neuropsiquiátricos, como el deterioro cognitivo, podrían ser secundarios a una alteración de los circuitos frontales-subcorticales y se caracterizan por desaceleración cognitiva y motora, disfunción ejecutiva y pérdida de memoria.

Las bases neurobiológicas para el desarrollo de trastornos neuropsiquiátricos en la EP son cada vez más conocidas. Sin embargo, no debemos olvidar la importancia de las dimensiones psicosociales y personales de la enfermedad. Cabe señalar que los síntomas a menudo preceden a los síntomas motores típicos, con la consiguiente importancia para el diagnóstico y tratamiento tempranos.

El paciente tendrá que hacer frente a los ritmos impuestos, sobre todo, por las fluctuaciones dopaminérgicas intermitentes, dependiendo en gran medida de la propia administración de una combinación ajustada y personalizada de medicamentos. El día debe planificarse meticulosamente de acuerdo con las áreas donde el paciente sabe que es más funcional, a pesar de la constante inseguridad en la que vive.

Sumado a esto, las oscilaciones de comportamiento, estados de ánimo y síntomas puramente motores, a la larga agotan los recursos adaptativos de los pacientes. Se necesitan más estudios para comprender la fisiopatología de la depresión, y los síntomas depresivos en pacientes con EP deben ser evaluados en la práctica clínica.

Depresión

En general, se acepta que se producen alteraciones depresivas clínicamente significativas en el 40-50% de los pacientes con EP [145].

Una revisión sistemática reveló que el 17%, el 22% y el 13% de los pacientes presentan depresión mayor, depresión menor y distimia, respectivamente [132].

La depresión se desarrolla entre el 23 y el 40% de los pacientes con EP, y los síntomas depresivos a menudo preceden a los síntomas motores típicos, y no existe una correlación lineal con la duración o la gravedad de la EP [146,147].

Algunos autores informaron que la depresión era común en etapas avanzadas, pero también pueden estar presentes en etapas tempranas [148,149].

Sin embargo, la depresión parece correlacionarse positivamente con la edad del paciente [132]. Sólo el 25% de los síntomas depresivos se tratan adecuadamente [150,151].

Actualmente, los mecanismos subyacentes de la depresión en la EP siguen siendo desconocidos. Los factores psicológicos son relevantes, pero los factores psicosociales y la discapacidad no son los determinantes que imperan en los trastornos depresivos en la EP [151,152].

Por el contrario, los factores neurobiológicos asociados

con la enfermedad neurodegenerativa subyacente y sus tratamientos somáticos proporcionan un contexto para tasas más altas de síntomas depresivos en la EP, en comparación con los pacientes con otras condiciones de discapacidad crónica [149] y la prevalencia de depresión en personas con EP se ha descrito más alta que en otros pacientes con discapacidades equivalentes (por ejemplo, pacientes parapléjicos) [149], lo que descarta la hipótesis de la depresión puramente reactiva.

Además, la excelente respuesta del síndrome depresivo a los antidepresivos tricíclicos, así como a los inhibidores de la recaptación de serotonina, y su pobre respuesta a la levodopa, permiten incriminar una alteración bioquímica subyacente. En particular, se ha destacado una deficiencia noradrenérgica en el núcleo coeruleus [130].

Los estudios post mortem de pacientes con EP deprimidos han confirmado la disminución de la densidad de las neuronas serotoninérgicas y dopaminérgicas en el rafe dorsal y el área tegmental ventral, respectivamente [153,154]. En la depresión, los tres sistemas de serotonina-norepinefrina-dopamina evolucionan juntos.

La mayoría de las moléculas antidepresivas utilizadas hoy en día actúan sobre la neurotransmisión de una o más de estas sustancias.

Con respecto a la dopamina, los resultados son

controvertidos y dependen no sólo de la neurotransmisión dopaminérgica sino también de la afectación de otros circuitos neuronales afectados. En la depresión, los núcleos basales y la corteza frontal se ven involucrados, como en el caso de la EP.

Estas similitudes en los circuitos neurológicos afectados son las que explicarían por qué los signos depresivos pueden acompañar o incluso preceder a los signos motores de la enfermedad.

Aunque estos signos a menudo están infravalorados, principalmente debido a una inevitable superposición entre los síntomas parkinsonianos y los síntomas depresivos (hipomimia, apatía, etc.), son esenciales para el diagnóstico y el correcto tratamiento de la depresión.

Anatómicamente, la depresión parece ser cinco veces más común en pacientes con parkinsonismo hemilateral izquierdo. Por otro lado los pacientes con síndrome parkinsoniano atípico desarrollan un estado depresivo con mayor frecuencia que los pacientes con síndrome parkinsoniano típico [155].

Debe recordarse que los síntomas depresivos específicos, como la desaceleración o la falta de flexibilidad mental, se agregan a los síntomas de la enfermedad disejecutiva generalmente asociada y, por lo tanto, pueden contribuir al deterioro cognitivo de la EP.

Trastornos de ansiedad

La prevalencia de los trastornos de ansiedad en la EP varía del 25% al 45%, y con frecuencia son comórbidos con depresión [122,156,157]. Los pacientes con EP con depresión y ansiedad comórbida tienen síntomas de EP más graves, muestran una respuesta más débil al tratamiento para la depresión y tienen un mayor deterioro funcional [158].

Se caracterizan por la incomodidad, el miedo inapropiado o desproporcionado, y la sensación de que algo horrible va a suceder. Generalmente se asocian con trastornos vegetativos como palpitaciones, sudoración excesiva, temblores, constricción en el pecho o la garganta, falta de aliento, boca seca y dolor abdominal. Estos paroxismos de ansiedad pueden aparecer durante las fluctuaciones motoras asociadas con los tratamientos con levodopa, particularmente durante las fases de mayor sintomatología, y estar acompañados de una gran tristeza e irritabilidad. En general, los síntomas no motores pueden estar asociados con fluctuaciones motoras [130].

Los pacientes con EP con depresión tienen un deterioro cognitivo y motor más rápido [159], así como una peor calidad de vida y una mayor mortalidad en comparación con los pacientes con EP no deprimidos [160,161].

Labilidad emocional.

La labilidad emocional se define por un cambio rápido y significativo en el estado de ánimo que puede desarrollarse con facilidad y desaparecer rápidamente (cambios de humor).

Generalmente este cambio está relacionado con un debilitamiento de los mecanismos cortico-subcorticales frontales subyacentes al control voluntario de las reacciones emocionales.

La labilidad emocional también es descrita como una mayor sensibilidad e incluso "sentimentalismo". Son personas que tienden a llorar por estímulos que serían banales en otro contexto [162].

En la EP, la labilidad emocional puede simular un trastorno bipolar en fases, asociado con fluctuaciones motoras. Sin embargo, el trastorno bipolar también se ha asociado con la EP, estos pacientes pueden sentirse eufóricos en determinados momentos y dispuestos a suicidarse otros [163].

Anhedonia

Anhedonia es la pérdida de sentir placer durante actividades habitualmente gratificantes. Generalmente es secundaria a lesiones bilaterales de los núcleos basales.

Esta opacidad afectiva indica disfunción de las áreas

cinguladas anteriores, el núcleo accumbens, la sustancia negra y el tegmento ventral, así como el telencéfalo basal, ocurriendo muy a menudo de forma bilateral.

Trastornos de control de impulsos

Los rasgos obsesivo-compulsivos también han sido descritos en la EP, tales como el manierismo, la rigidez moral y los rituales organizados [164]. Estos rasgos obsesivo-compulsivos podrían incluso representar una personalidad premórbida varios años antes del inicio de los signos motores y permitir el diagnóstico temprano de la EP. Más tarde, en el curso de la enfermedad, se asocian con fluctuaciones motoras inducidas por levodopa [165], o síndrome de desregulación dopaminérgica.

Existe una alteración en el comportamiento, relacionada con la terapia de reemplazo dopaminérgico, que puede conducir (durante el abuso o menor tolerancia) a un trastorno del control de impulsos (TCI).

Incluyen una pérdida de sentido crítico y habilidades sociales, indiferencia hacia las consecuencias de sus acciones, con emotividad durante los actos compulsivos, y de pérdida de autoestima, culpa, vergüenza, retraimiento social, signos depresivos y rasgos paranoicos. Este trastorno generalmente se manifiesta a través de compras compulsivas y/o hipersexualidad [166].

Trastornos de la comunicación emocional

La alteración de la expresión emocional espontánea de la cara es una parte integral de la sintomatología parkinsoniana [135,167].

Se han descrito alteraciones similares en la comunicación verbal, con una pérdida de prosodia [138] en un primer plano, y de comunicación gestual, con acinesia o bradicinesia en los gestos y posturas.

Por otro lado, una fragmentación en la comunicación (comprensión, semántica, sintáctica, alexitimia), memoria e imágenes mentales emocionales, así como la comprensión misma de las emociones emitidas por otros, han sido poco descritos en la literatura [168]. La percepción de la prosodia emocional en la EP se caracteriza por una serie de rasgos:

-la capacidad de reconocer explícitamente el tono del habla emocional se ve disminuida [169–171].

-el procesamiento preatencional de la prosodia emocional está alterado [172].

-los déficits reducen la calidad de vida de los pacientes [173].

Es importante tener en cuenta que la depresión debe considerarse como un posible factor de confusión [174].

Psicosis

Los síntomas psicóticos se correlacionan fuertemente con la necesidad de la derivación a residencias y con la mortalidad [175].

Hasta el 40% de los pacientes tienen alucinaciones visuales, generalmente benignas, mientras que los síntomas más siniestros, como delirios, ideación paranoide y delirio, se vuelven más frecuentes a medida que la enfermedad progresa [176].

Los trastornos del perfil psicótico, inducidos principalmente por medicamentos, se han observado con frecuencia en la EP, principalmente después de tomar dopaminérgicos o anticolinérgicos.

Se han descrito características psicóticas con la presencia de alucinaciones, ilusiones, paranoia, síndrome de Capgras, delirios, trastornos sexuales, depresión, ansiedad, manía, trastorno obsesivo-compulsivo y trastornos del sueño (insomnio y pesadillas) [177].

Hay casos de diplopía (que podría simular alucinaciones visuales o menores) e ilusiones en el campo visual periférico.

Estas ilusiones, así como episodios discretos de confusión, son trastornos cuya detección temprana, en una fase leve, es un paso esencial para ajustar la medicación y evitar un empeoramiento que a veces puede conducir a hospitalizaciones o ingresos en un entorno más protegido.

Los sujetos con alucinaciones menores aisladas comúnmente progresan hasta desarrollar alucinaciones más graves y su derivación a residencias [178].

Los síntomas psicóticos generalmente responden favorablemente a los antipsicóticos atípicos, particularmente clozapina y quetiapina, las cuales tienen ese caracterizan por poseer el menor impacto en los síntomas motores.

A continuación, trascribo entrevista realizada a Dª. Beatriz Sánchez de Molina, psicóloga y coordinadora del Programa Contigo, quien nos habla del Programa Contigo de la Federación Española de Párkinson y la labor que realizan en ella.

- ¿Qué es el Programa Contigo y cuál es su objetivo?

El programa Contigo es un servicio que abarca dos ámbitos de actuación: por un lado, la atención a través de las nuevas tecnologías y el teléfono 902113942; y, por otro, la formación a afectados, familiares y profesionales sanitarios en asociaciones y centros sanitarios.

Su principal objetivo es facilitar y fomentar información y formación de calidad sobre la enfermedad para proporcionar así una atención personalizada por profesionales especializados en párkinson.

- ¿Cómo surge el Programa CONTIGO y cuál es la labor que realizan?

En septiembre de 2013 presentamos el Programa Contigo, éste surgía del antiguo Servicio de Asistencia Integral que la Federación puso en marcha en 2011 y nació del compromiso fundacional de la F.E.P. de fomentar la información y formación de calidad sobre la enfermedad de

Parkinson; facilitar el acceso a ella de familiares, cuidadores y personas afectadas; y proporcionarles una atención de calidad y personalizada. Nos centramos en dos áreas: la atención sociosanitaria y la formación presencial.

El área de atención sociosanitaria está formada por un equipo de dos enfermeras y una psicóloga especializadas en párkinson que atienden consultas a través de las nuevas tecnologías y del teléfono 902 113 942.

Recibimos llamadas y correos electrónicos de personas con la enfermedad de Parkinson, familiares, cuidadores, estudiantes, profesionales y personas interesadas en la EP.

Estas consultas se pueden realizar a través del correo electrónico consultas@fedesparkinson.org y el teléfono 902 113 942. Por otro lado, un equipo formado por 7 siete enfermeros realiza consultas individualizadas en las asociaciones de párkinson.

Con respecto a la formación presencial, organizamos talleres formativos sobre cuidados en la enfermedad de Parkinson. Estos son impartidos por todo el equipo de enfermería y psicología del Programa Contigo.

El objetivo de estas formaciones es ofrecer a las personas afectadas y sus familias los consejos y las herramientas necesarias para solventar las dificultades que se les presentan en su día a día a consecuencia de la progresión de la enfermedad y facilitar su acceso a enfermeros especializados en la patología.

- ¿Por qué es tan importante que exista el Programa CONTIGO?

En la E.P. intervienen un amplio abanico de síntomas, motores y no motores, muchos de ellos muy invalidantes.

Sin embargo, existe mucho desconocimiento y la enfermedad se relaciona sólo con algunos de los síntomas.

A esto hay que unirle que más de 150.000 familias en España conviven con esta enfermedad.

El desconocimiento y la alta prevalencia hacen de este tipo de servicios algo fundamental.

Además, la E.P. es progresiva y las personas con la enfermedad de Parkinson y sus familias tienen que adaptarse a nuevos retos a medida que se les presentan con la progresión de la enfermedad.

Es por ello por lo que necesitan una información fiable y de calidad, así como una formación constante sobre la patología.

- ¿A quién van dirigidos el Programa CONTIGO?

A personas con la enfermedad de Parkinson, familiares, cuidadores y profesionales sociosanitarios.

- ¿Cómo se financia el Programa CONTIGO?

Contigo es un programa que nace de la Federación Española de Parkinson fruto de nuestro compromiso fundacional de ofrecer y facilitar el acceso a información y formación de calidad a afectados y familiares.

El Programa se financia con los fondos propios de la entidad y cuenta con la colaboración de AbbVie.

- ¿Con qué medios materiales y de personal cuenta el Programa CONTIGO?

Los recursos humanos con los que contamos en el programa son: una psicóloga y nueve enfermeros, todos ellos especializados en párkinson.

- ¿Se permite la participación de voluntarios en el Programa CONTIGO?, y de ser así ¿Qué formación previa o requisitos debe cumplir?

Dada de la especificidad del Programa y la alta especialización de los trabajadores, no contemplamos la participación de voluntarios.

- ¿Participa en el Programa CONTIGO algún psicólogo?, y de ser así ¿Cuál es su papel?

Sí, contamos con una psicóloga que se encarga de resolver dudas sobre párkinson tanto a personas afectadas, como a cuidadores, estudiantes o, incluso, a profesionales; de ofrecer orientación psicológica a las personas que lo solicitan; y formación en cuidados emocionales.

- ¿Qué tipo de talleres organiza el Programa CONTIGO?, ¿Y a quién van dirigidos?

Los talleres que desarrollamos son prácticos. A través de éstos, los afectados, familiares, y cuidadores tienen acceso a herramientas y consejos necesarios para solventar las dificultades que surgen en su día a día como consecuencia de la enfermedad. Desarrollamos talleres sobre cuidados en la enfermedad de Parkinson.

Los talleres que actualmente se están llevando a cabo son: 'Cuidados en la enfermedad de Parkinson', 'Alimentación y enfermedad de Parkinson', 'Reposo y sueño en la enfermedad de Parkinson', 'Reposo y sueño en la enfermedad de Parkinson', 'Respiración y Movimiento en la enfermedad de Parkinson', 'Aseo e Higiene en la enfermedad de Parkinson' y 'Cuidados en la Toma de Medicación en la enfermedad de Parkinson'.

- ¿Se coordina el Programa CONTIGO con otras actividades ofrecidas desde la Federación Española de Párkinson?

Sí, el personal sociosanitario ofrece apoyo y asesoramiento al resto del equipo y a las asociaciones federadas.

- ¿Cuáles son los logros alcanzados por el Programa CONTIGO?

Desde el inicio, hemos resuelto cerca de 8.000 consultas, organizado más de 170 talleres y consultas individualizadas en los que han participado más de 3.200 personas.

- ¿Cuáles son los objetivos por alcanzar en un futuro por el Programa CONTIGO?

En este momento estamos trabajando para aumentar la oferta formativa incluyendo nuevas temáticas y nuevos contenidos para los talleres que desarrollamos.

Y, por otro lado, queremos llegar a un mayor número de personas especialmente a aquellas que no tengan una asociación cercana.

Para contactar con nuestros profesionales se puede hacer a través del teléfono de la Federación Española de Parkinson 902113942 o a través de su e-mail: consultas@fedesparkinson.org

Bibliografía

[1]   Fioravanti V, Benuzzi F, Codeluppi L, Contardi S, Cavallieri F, Nichelli P, et al. MRI correlates of Parkinson's disease progression: A voxel based morphometry study. Parkinsons Dis 2015. https://doi.org/10.1155/2015/378032.

[2]   Trenkwalder C, Chaudhuri KR, Martinez-Martin P, Rascol O, Ehret R, Vališ M, et al. Prolonged-release oxycodone-naloxone for treatment of severe pain in patients with Parkinson's disease (PANDA): A double-blind, randomised, placebo-controlled trial. Lancet Neurol 2015;14:1161–70. https://doi.org/10.1016/S1474-4422(15)00243-4.

[3]   Organización Panamericana de la Salud. CIE-10 Clasificación Estadística Internacional de Enfermedades y Problemas Relacionados con la Salud Décima Revisión Volumen 2 Manual de instrucciones Volumen 1 Introducción Centros Colaboradores de la OMS para la Clasificación de Enfermedades Informe de. 1995.

[4]   American Psychiatric Association. DSM-5, Manual diagnóstico y estadístico de los trastornos mentales. Panamericana; 2018.

[5]   Frazzitta G, Balbi P, Gotti F, Maestri R, Sabetta A,

Caremani L, et al. Pisa syndrome in Parkinson's disease: Electromyographic aspects and implications for rehabilitation. Park Dis 2015;2015.

[6]   Rana AQ, Saleh M. Relationship between resting and action tremors in Parkinson's disease. J Neurosci Rural Pract 2016;7:232–7. https://doi.org/10.4103/0976-3147.176192.

[7]   Martinez-Martin P, Fontan C, Frades BP, Petidier R. Parkinson's disease: quantification of disability based on the Unified Parkinson's Disease Rating Scale. Neurologia 2000;15:382–7.

[8]   Aygun D, Akpinar CK, Yon S, Onar MK. Effect of clinical autonomic dysfunction on cognitive functions in Parkinson's disease. Dicle Tıp Derg 2017:225–30. https://doi.org/10.5798/dicletip.338976.

[9]   Martínez-Martín P, Benito-León J, Burguera JA, Castro A, Linazasoro G, Martínez-Castrillo JC, et al. The SCOPA-Motor Scale for assessment of Parkinson's disease is a consistent and valid measure. J Clin Epidemiol 2005;58:674–9. https://doi.org/10.1016/j.jclinepi.2004.09.014.

[10]   Hoehn MM, Yahr MD. Parkinsonism: Onset, progression, and mortality. Neurology 1967;17:427–42. https://doi.org/10.1212/WNL.17.5.427.

[11]   Dick JP, Guiloff RJ, Stewart A, Blackstock J,

Bielawska C, Paul EA, et al. Mini-mental state examination in neurological patients. J Neurol Neurosurg \& Psychiatry 1984;47:496–9.

[12] Cockrell JR, Folstein MF. Mini-mental state examination. Princ Pract Geriatr Psychiatry 2002:140–1.

[13] Ball LJ, Bisher GB, Birge SJ. A simple test of central processing speed: an extension of the Short Blessed Test. J Am Geriatr Soc 1999;47:1359–63.

[14] Dubois B, Slachevsky A, Litvan I, Pillon B. The FAB: A frontal assessment battery at bedside. Neurology 2000;55:1621–6. https://doi.org/10.1212/WNL.55.11.1621.

[15] Sriram T V, Rao MV, Narayana GS, Kaladhar D. A Comparison And Prediction Analysis For The Diagnosis Of Parkinson Disease Using Data Mining Techniques On Voice Datasets. Int J Appl Eng Res 2016;11:6355–60.

[16] Munhoz RP, Moro A, Silveira-Moriyama L, Teive HA. Non-motor signs in Parkinson's disease: a review. Arq Neuropsiquiatr 2015;73:454–62.

[17] Bonnet AM. L'UPDRS (Unified Parkinson's Disease Rating Scale). Rev Neurol (Paris) 2000;156:534–41.

[18] Albuquerque L, Coelho M, Martins M, Guedes LC, Rosa MM, Ferreira JJ, et al. STN-DBS does not

change emotion recognition in advanced Parkinson's disease. Park Relat Disord 2014;20:166–9. https://doi.org/10.1016/j.parkreldis.2013.10.010.

[19] Froming K, Levy M, Schaffer S, Ekman P. The comprehensive affect testing system. Psychol Software, Inc Available Online Http//Www Psychol Com/CATS Htm 2006.

[20] Frazzitta G, Maestri R, Ferrazzoli D, Riboldazzi G, Bera R, Fontanesi C, et al. Multidisciplinary intensive rehabilitation treatment improves sleep quality in Parkinson's disease. J Clin Mov Disord 2015;2. https://doi.org/10.1186/s40734-015-0020-9.

[21] Postuma R, Romenets SR, Rakheja R. Physician guide non-motor symptoms of Parkinson's disease. Depression 2012;19:20.

[22] Hauser RA, Pahwa R, McClain TA, Lyons KE. Parkinson Disease Clinical Presentation: History, Physical Examination, Staging. Medscape 2020. https://emedicine.medscape.com/article/1831191-clinical (accessed 8 July 2020).

[23] Goldman JG, Postuma R. Premotor and nonmotor features of Parkinson's disease. Curr Opin Neurol 2014;27:434–41. https://doi.org/10.1097/WCO.0000000000000112.

[24] LaRocco SA. Unmasking nonmotor symptoms of

Parkinson disease. Nursing (Lond) 2015;45:26–32. https://doi.org/10.1097/01.NURSE.0000466443.2743 1.b3.

[25] Ronald P, Christos G. A guide to the non-motor symptoms of Parkinson's disease. McGill Univ Heal Cent Montréal 2012.

[26] Bonnet AM, Jutras MF, Czernecki V, Corvol JC, Vidailhet M. Nonmotor symptoms in Parkinson's disease in 2012: relevant clinical aspects. Park Dis 2012;2012.

[27] T S, G M, A D, G DL, P I, G M, et al. Outlining a Population 'At Risk' of Parkinson's Disease: Evidence From a Case-Control Study. Parkinsons Dis 2016;2016. https://doi.org/10.1155/2016/9646057.

[28] Montaser A. Inductively coupled plasma mass spectrometry. John Wiley \& Sons; 1998.

[29] Presotto M, Olchik MR, Shumacher Shuh AF, Rieder CRM. Assessment of nonverbal and verbal apraxia in patients with Parkinson's disease. Park Dis 2015;2015.

[30] Martins FC, Ortiz KZ. Proposta de protocolo para avaliação da apraxia de fala. Fono Atual 2004;30:53–61.

[31] Yitshak Sade M, Zlotnik Y, Kloog I, Novack V,

Peretz C, Ifergane G. Parkinson's disease prevalence and proximity to agricultural cultivated fields. Park Dis 2015;2015.

[32] Unidos contra el Parkinson.com. El cobre y el Parkinson. Web Unidos Contra El Park 2011. https://portal.unidoscontraelparkinson.com/investigacion-parkinson/941-el-cobre-y-el-parkinson.html (accessed 23 June 2020).

[33] Terralia.com. COBRE 25%. SS Sulfato de cobre pentahidratado: Agroquímicos de México. Web TerraliaCom 2013. https://www.terralia.com/agroquimicos_de_mexico/view_composition?composition_id=13411 (accessed 23 June 2020).

[34] Lawson RA, Yarnall AJ, Duncan GW, Breen DP, Khoo TK, Williams-Gray CH, et al. Cognitive decline and quality of life in incident Parkinson's disease: The role of attention. Park Relat Disord 2016;27:47–53. https://doi.org/10.1016/j.parkreldis.2016.04.009.

[35] Gill DJ, Freshman A, Blender JA, Ravina B. The Montreal cognitive assessment as a screening tool for cognitive impairment in Parkinson's disease. Mov Disord Off J Mov Disord Soc 2008;23:1043–6.

[36] Jenkinson C, Fitzpatrick RAY, Peto VI V, Greenhall

R, Hyman N. The Parkinson's Disease Questionnaire (PDQ-39): development and validation of a Parkinson's disease summary index score. Age Ageing 1997;26:353–7.

[37] Yesavage JA, Brink TL, Rose TL, Lum O, Huang V, Adey M, et al. Development and validation of a geriatric depression screening scale: A preliminary report. J Psychiatr Res 1982;17:37–49. https://doi.org/10.1016/0022-3956(82)90033-4.

[38] Nicholl CG, Lynch S, Kelly CA, White L, Simpson PM, Wesnes KA, et al. The cognitive drug research computerized assessment system in the evaluation of early dementia-is speed of the essence? Int J Geriatr Psychiatry 1995;10:199–206.

[39] Robbins TW, James M, Owen AM, Sahakian BJ, McInnes L, Rabbitt P. Cambridge Neuropsychological Test Automated Battery (CANTAB): a factor analytic study of a large sample of normal elderly volunteers. Dement Geriatr Cogn Disord 1994;5:266–81.

[40] Carvalho KM, Winter E, de Souza Antunes AM. Evaluation of the Development of R\&D into Parkinson's Disease through Technology Monitoring Using Patent Documents and Scientific Articles. Int J Res 2015;17.

[41] Moreno JA, Halliday M, Molloy C, Radford H, Verity N, Axten JM, et al. Oral treatment targeting the unfolded protein response prevents neurodegeneration and clinical disease in prion-infected mice. Sci Transl Med 2013;5:206ra138-206ra138. https://doi.org/10.1126/scitranslmed.3006767.

[42] Martínez-Martín P, Rojo-Abuin JM, Rodríguez-Violante M, Serrano-Dueñas M, Garretto N, Martínez-Castrillo JC, et al. Analysis of four scales for global severity evaluation in Parkinson's disease. Npj Park Dis 2016;2:16007. https://doi.org/10.1038/npjparkd.2016.7.

[43] Martínez-Martín P, Rodríguez-Blázquez C, Forjaz MJ, de Pedro J, Aguilar M, Álvarez Saúco M, et al. The clinical impression of severity index for Parkinson's disease: International validation study. Mov Disord 2009;24:211–7. https://doi.org/10.1002/mds.22320.

[44] Guy W. Clinical global impression. Assess Man Psychopharmacol 1976:217–22.

[45] Viktrup L, Hayes RP, Wang P, Shen W. Construct validation of patient global impression of severity (PGI-S) and improvement (PGI-I) questionnaires in the treatment of men with lower urinary tract

symptoms secondary to benign prostatic hyperplasia. BMC Urol 2012;12. https://doi.org/10.1186/1471-2490-12-30.

[46] Schwab RS. Projection technique for evaluating surgery in Parkinson's disease. Third Symp. Park. Dis., 1969, p. 152–7.

[47] Fi M, Dw B. Functional evaluation: the Barthel index. Md State Med J 1965;14:5.

[48] Zigmond AS, Snaith RP. The Hospital Anxiety and Depression Scale. Acta Psychiatr Scand 1983;67:361–70. https://doi.org/10.1111/j.1600-0447.1983.tb09716.x.

[49] EuroQol - a new facility for the measurement of health-related quality of life. Health Policy (New York) 1990;16:199–208. https://doi.org/10.1016/0168-8510(90)90421-9.

[50] Szeto JYY, O'Callaghan C, Shine JM, Walton CC, Mowszowski L, Naismith SL, et al. The relationships between mild cognitive impairment and phenotype in Parkinson's disease. Parkinsons Dis 2015;1. https://doi.org/10.1038/npjparkd.2015.15.

[51] Litvan I, Goldman JG, Tröster AI, Schmand BA, Weintraub D, Petersen RC, et al. Diagnostic criteria for mild cognitive impairment in Parkinson's

disease: Movement Disorder Society Task Force guidelines. Mov Disord 2012;27:349–56. https://doi.org/10.1002/mds.24893.

[52] Ravn AH, Thyssen JP, Egeberg A. Skin disorders in Parkinson's disease: Potential biomarkers and risk factors. Clin Cosmet Investig Dermatol 2017;10:87–92. https://doi.org/10.2147/CCID.S130319.

[53] on Rating Scales for Parkinson's Disease MDSTF. The unified Parkinson's disease rating scale (UPDRS): status and recommendations. Mov Disord 2003;18:738–50.

[54] World Meteorological Organization. Tropical Cyclone Naming 2020. https://public.wmo.int/en/About-us/FAQs/faqs-tropical-cyclones/tropical-cyclone-naming (accessed 7 March 2020).

[55] Jung K, Shavitt S, Viswanathan M, Hilbe JM. Female hurricanes are deadlier than male hurricanes. Proc Natl Acad Sci U S A 2014;111:8782–7. https://doi.org/10.1073/pnas.1402786111.

[56] Poon STF. Identifying and Comparing Mystery and Honesty as Emotional Branding Values in Brand Personality Design. Int J Recent Sci Res 2016;7:9241–8.

[57] O.N.U. La OMS y UNICEF son las agencias más respetadas en el mundo. Not ONU 2014. https://news.un.org/es/story/2014/05/1301751 (accessed 20 March 2020).

[58] O.M.S. Preguntas y respuestas sobre la enfermedad por coronavirus (COVID-19). Web La OMS 2020. https://www.who.int/es/emergencies/diseases/novel-coronavirus-2019/advice-for-public/q-a-coronaviruses (accessed 18 April 2020).

[59] Willyard C. Coronavirus blood-clot mystery intensifies. Nature 2020. https://doi.org/10.1038/d41586-020-01403-8.

[60] Rodríguez-Leor O, Cid-Álvarez B, Ojeda S, Martín-Moreiras J, Ramón Rumoroso J, López-Palop R, et al. Impacto de la pandemia de COVID-19 sobre la actividad asistencial en cardiología intervencionista en España. REC Interv Cardiol 2020. https://doi.org/10.24875/recic.m20000120.

[61] Tsanas A, Little MA, McSharry PE, Ramig LO. Accurate telemonitoring of Parkinson's disease progression by noninvasive speech tests. IEEE Trans Biomed Eng 2009;57:884–93.

[62] Uchitomi H, Ogawa KI, Orimo S, Wada Y, Miyake Y. Effect of interpersonal interaction on festinating gait rehabilitation in patients with Parkinson's

disease. PLoS One 2016;11. https://doi.org/10.1371/journal.pone.0155540.

[63] Peacock CA, Sanders GJ, Wilson KA, Fickes-Ryan EJ, Corbett DB, Ridgel AL. Effects of an exercise intervention on body composition in older adult males diagnosed with Parkinson's disease: A brief report. Physiother Rehabil 2016;1:2.

[64] Burgess S, Rasmusson X. Parkinson's narratives: Onset experiences and perceived benefits of preferred physical activity. Adv Soc Sci Res J 2016;3.

[65] Kurlan R, Evans R, Wrigley S, McPartland S, Bustami R, Cotter A, et al. Tai Chi in Parkinson's disease: a preliminary randomized, controlled, and rater-blinded study. Adv Park Dis 2015;4:9.

[66] Yang JH, Wang YQ, Ye SQ, Cheng YG, Chen Y, Feng XZ. The effects of group-based versus individual-based tai chi training on nonmotor symptoms in patients with mild to moderate Parkinson's disease: a randomized controlled pilot trial. Park Dis 2017;2017.

[67] Chaudhuri KR, Pal S, DiMarco A, Whately-Smith C, Bridgman K, Mathew R, et al. The Parkinson's disease sleep scale: a new instrument for assessing sleep and nocturnal disability in Parkinson's

disease. J Neurol Neurosurg \& Psychiatry 2002;73:629–35.

[68] Hamilton M, Guy W. Hamilton depression scale. Group 1976;1:4.

[69] McKay JL, Bozzorg A, Nocera J, Hackney ME. The Influence of Parkinson's Disease and Neurotypical Aging on Cognitive Performance Among Volunteers for an Exercise-based Rehabilitative Intervention. BioRxiv 2017:126607.

[70] Hindmarch I, Lehfeld H, de Jongh P, Erzigkeit H. The Bayer activities of daily living scale (B-ADL). Dement Geriatr Cogn Disord 1998;9:20–6.

[71] Steer RA, Beck AT. Beck Anxiety Inventory. 1997.

[72] Gal O, Srp M, Konvalinkova R, Hoskovcova M, Capek V, Roth J, et al. Physiotherapy in Parkinson's disease: building ParkinsonNet in Czechia. Park Dis 2017;2017.

[73] Hagell P, Hariz G-M, Nilsson MH. P1. 131 The Parkinson's disease activities of daily living scale (PADLS) revisited. Park \& Relat Disord 2009;15:S62.

[74] Helmich RC, Bloem BR. The Impact of the COVID-19 Pandemic on Parkinson's Disease: Hidden Sorrows and Emerging Opportunities. J Parkinsons Dis 2020;10:351–4. https://doi.org/10.3233/JPD-

202038.

[75] Conde Cardona G, Quintana Pájaro LD, Quintero Marzola ID, Ramos Villegas Y, Moscote Salazar LR. Neurotropism of SARS-CoV 2: Mechanisms and manifestations. J Neurol Sci 2020;412. https://doi.org/10.1016/j.jns.2020.116824.

[76] Li YC, Bai WZ, Hashikawa T. The neuroinvasive potential of SARS-CoV2 may play a role in the respiratory failure of COVID-19 patients. J Med Virol 2020;92:552–5. https://doi.org/10.1002/jmv.25728.

[77] Cain MD, Salimi H, Diamond MS, Klein RS. Mechanisms of Pathogen Invasion into the Central Nervous System. Neuron 2019;103:771–83. https://doi.org/10.1016/j.neuron.2019.07.015.

[78] Dubé M, Le Coupanec A, Wong AHM, Rini JM, Desforges M, Talbot PJ. Axonal Transport Enables Neuron-to-Neuron Propagation of Human Coronavirus OC43. J Virol 2018;92. https://doi.org/10.1128/jvi.00404-18.

[79] Mao L, Jin H, Wang M, Hu Y, Chen S, He Q, et al. Neurologic Manifestations of Hospitalized Patients with Coronavirus Disease 2019 in Wuhan, China. JAMA Neurol 2020. https://doi.org/10.1001/jamaneurol.2020.1127.

[80] Yan CH, Faraji F, Prajapati DP, Boone CE, DeConde AS. Association of chemosensory dysfunction and Covid-19 in patients presenting with influenza-like symptoms. Int Forum Allergy Rhinol 2020;10. https://doi.org/10.1002/alr.22579.

[81] Spinato G, Fabbris C, Polesel J, Cazzador D, Borsetto D, Hopkins C, et al. Alterations in Smell or Taste in Mildly Symptomatic Outpatients with SARS-CoV-2 Infection. JAMA - J Am Med Assoc 2020;323:2089–91. https://doi.org/10.1001/jama.2020.6771.

[82] Beltrán-Corbellini Á, Chico-Garcíia JL, Martinez-Poles J, Rodriguez-Jorge F, Natera-Villalba E, Gómez-Corral J, et al. Acute-onset smell and taste disorders in the context of COVID-19: a pilot multicentre polymerase chain reaction based case--control study. Eur J Neurol 2020.

[83] Netland J, Meyerholz DK, Moore S, Cassell M, Perlman S. Severe Acute Respiratory Syndrome Coronavirus Infection Causes Neuronal Death in the Absence of Encephalitis in Mice Transgenic for Human ACE2. J Virol 2008;82:7264–75. https://doi.org/10.1128/jvi.00737-08.

[84] Chen N, Zhou M, Dong X, Qu J, Gong F, Han Y, et al. Epidemiological and clinical characteristics of 99

cases of 2019 novel coronavirus pneumonia in Wuhan, China: a descriptive study. Lancet 2020;395:507–13. https://doi.org/10.1016/S0140-6736(20)30211-7.

[85] Wang D, Hu B, Hu C, Zhu F, Liu X, Zhang J, et al. Clinical Characteristics of 138 Hospitalized Patients with 2019 Novel Coronavirus-Infected Pneumonia in Wuhan, China. JAMA - J Am Med Assoc 2020;323:1061–9. https://doi.org/10.1001/jama.2020.1585.

[86] Olival KJ, Daszak P. The ecology of emerging neurotropic viruses. J Neurovirol 2005;11:441–6. https://doi.org/10.1080/13550280591002450.

[87] Sahin AR, Erdogan A, Agaoglu PM, Dineri Y, Cakirci AY, Senel ME, et al. 2019 novel coronavirus (COVID-19) outbreak: a review of the current literature. EJMO 2020;4:1–7.

[88] Moriguchi T, Harii N, Goto J, Harada D, Sugawara H, Takamino J, et al. A first case of meningitis/encephalitis associated with SARS-Coronavirus-2. Int J Infect Dis 2020;94:55–8. https://doi.org/10.1016/j.ijid.2020.03.062.

[89] Helms J, Kremer S, Merdji H, Clere-Jehl R, Schenck M, Kummerlen C, et al. Neurologic features in severe SARS-COV-2 infection. N Engl J Med

2020;382:2268–70.
https://doi.org/10.1056/NEJMc2008597.

[90]   Sharifi-Razavi A, Karimi N, Rouhani N. COVID-19 and intracerebral haemorrhage: causative or coincidental? New Microbes New Infect 2020;35.

[91]   Zhao H, Shen D, Zhou H, Liu J, Chen S. Guillain-Barré syndrome associated with SARS-CoV-2 infection: causality or coincidence? vol. 19. Lancet Publishing Group; 2020. https://doi.org/10.1016/S1474-4422(20)30109-5.

[92]   Limphaibool N, Iwanowski P, Holstad MJV, Kobylarek D, Kozubski W. Infectious etiologies of Parkinsonism: Pathomechanisms and clinical implications. Front Neurol 2019;10. https://doi.org/10.3389/fneur.2019.00652.

[93]   Rietdijk CD, Perez-Pardo P, Garssen J, van Wezel RJA, Kraneveld AD. Exploring Braak's hypothesis of parkinson's disease. Front Neurol 2017;8. https://doi.org/10.3389/fneur.2017.00037.

[94]   Jang H, Boltz D, Sturm-Ramirez K, Shepherd KR, Jiao Y, Webster R, et al. Highly pathogenic H5N1 influenza virus can enter the central nervous system and induce neuroinflammation and neurodegeneration. Proc Natl Acad Sci U S A 2009;106:14063–8.

https://doi.org/10.1073/pnas.0900096106.

[95] Sadasivan S, Zanin M, O'Brien K, Schultz-Cherry S, Smeyne RJ. Induction of microglia activation after infection with the non-neurotropic A/CA/04/2009 H1N1 influenza virus. PLoS One 2015;10. https://doi.org/10.1371/journal.pone.0124047.

[96] Sadasivan S, Sharp B, Schultz-Cherry S, Smeyne RJ. Synergistic effects of influenza and 1-methyl-4-phenyl-1,2,3,6-tetrahydropyridine (MPTP) can be eliminated by the use of influenza therapeutics: experimental evidence for the multi-hit hypothesis. Npj Park Dis 2017;3. https://doi.org/10.1038/s41531-017-0019-z.

[97] Karpenko MN, Muruzheva ZM, Pestereva NS, Ekimova I V. An infection hypothesis of Parkinson's disease. Neurosci Behav Physiol 2019;49:555–61.

[98] Dourmashkin RR. What caused the 1918-30 epidemic of encephalitis lethargica? J R Soc Med 1997;90:515–20. https://doi.org/10.1177/014107689709000916.

[99] Jang H, Boltz DA, Webster RG, Smeyne RJ. Viral parkinsonism. Biochim Biophys Acta (BBA)-Molecular Basis Dis 2009;1792:714–21.

[100] Johnson ME, Stecher B, Labrie V, Brundin L, Brundin P. Triggers, Facilitators, and Aggravators:

Redefining Parkinson's Disease Pathogenesis. Trends Neurosci 2019;42:4–13. https://doi.org/10.1016/j.tins.2018.09.007.

[101] Dorsey ER, Bloem BR. The Parkinson pandemic - A call to action. JAMA Neurol 2018;75:9–10. https://doi.org/10.1001/jamaneurol.2017.3299.

[102] Hou Y, Dan X, Babbar M, Wei Y, Hasselbalch SG, Croteau DL, et al. Ageing as a risk factor for neurodegenerative disease. Nat Rev Neurol 2019;15:565–81. https://doi.org/10.1038/s41582-019-0244-7.

[103] Murray CJL, Barber RM, Foreman KJ, Ozgoren AA, Abd-Allah F, Abera SF, et al. Global, regional, and national disability-adjusted life years (DALYs) for 306 diseases and injuries and healthy life expectancy (HALE) for 188 countries, 1990-2013: Quantifying the epidemiological transition. Lancet 2015;386:2145–91. https://doi.org/10.1016/S0140-6736(15)61340-X.

[104] Okun MS. Parkinson's Treatment: The 10 Secrets to a Happier Life. Createspace Independent Pub; 2013.

[105] Mehta P, McAuley DF, Brown M, Sanchez E, Tattersall RS, Manson JJ. COVID-19: consider cytokine storm syndromes and immunosuppression. Lancet 2020;395:1033–4.

https://doi.org/10.1016/S0140-6736(20)30628-0.

[106] De Felice FG, Tovar-Moll F, Moll J, Munoz DP, Ferreira ST. Severe Acute Respiratory Syndrome Coronavirus 2 (SARS-CoV-2) and the Central Nervous System. Trends Neurosci 2020;43. https://doi.org/10.1016/j.tins.2020.04.004.

[107] Desforges M, Le Coupanec A, Dubeau P, Bourgouin A, Lajoie L, Dubé M, et al. Human coronaviruses and other respiratory viruses: Underestimated opportunistic pathogens of the central nervous system? Viruses 2019;12. https://doi.org/10.3390/v12010014.

[108] Fazzini E, Fleming J, Fahn S. Cerebrospinal fluid antibodies to coronavirus in patients with Parkinson's disease. Mov Disord 1992;7:153–8. https://doi.org/10.1002/mds.870070210.

[109] Martyn CN, Osmond C. Parkinson's disease and the environment in early life. J Neurol Sci 1995;132:201–6. https://doi.org/10.1016/0022-510X(95)00148-U.

[110] Martyn CN. Infection in childhood and neurological diseases in adult life. Br Med Bull 1997;53:24–39. https://doi.org/10.1093/oxfordjournals.bmb.a011603.

[111] Papa SM, Brundin P, Fung VSC, Kang UJ, Burn DJ, Colosimo C, et al. Impact of the COVID-19

Pandemic on Parkinson's Disease and Movement Disorders. Mov Disord Clin Pract 2020;7:357–60. https://doi.org/10.1002/mdc3.12953.

[112] Lippi A, Domingues R, Setz C, Outeiro TF, Krisko A. SARS-CoV-2: At the Crossroad Between Aging and Neurodegeneration. Mov Disord 2020;35:716–20. https://doi.org/10.1002/mds.28084.

[113] Troyer EA, Kohn JN, Hong S. Are we facing a crashing wave of neuropsychiatric sequelae of COVID-19? Neuropsychiatric symptoms and potential immunologic mechanisms. Brain Behav Immun 2020;87. https://doi.org/10.1016/j.bbi.2020.04.027.

[114] Lieberman A, Deep A. Falls in Parkinson Disease. J Alzheimer's Dis Park 2016;6. https://doi.org/10.4172/2161-0460.1000248.

[115] Mehdizadeh M, Lajevardi L, Hassan Habibi SA, ArabBaniasad M, Baghoori D, Daneshjoo F, et al. The association between fear of falling and quality of life for balance impairments based on hip and ankle strategies in the drug On- and Off-phase of patients with idiopathic Parkinson' disease. Med J Islam Repub Iran 2016;30:453.

[116] PW D, DK W, J C, S S. Functional Reach: A New Clinical Measure of Balance. J Gerontol 1990;45.

https://doi.org/10.1093/GERONJ/45.6.M192.

[117] Kuopio A-M, Marttila RJ, Helenius H, Toivonen M, Rinne UK. The quality of life in Parkinson's disease. Mov Disord Off J Mov Disord Soc 2000;15:216–23.

[118] Kempen GIJM, Yardley L, Van Haastregt JCM, Zijlstra GAR, Beyer N, Hauer K, et al. The Short FES-I: a shortened version of the falls efficacy scale-international to assess fear of falling. Age Ageing 2008;37:45–50.

[119] Krauth C, Stahmeyer JT, Petersen JJ, Freytag A, Gerlach FM, Gensichen J. Resource Utilisation and Costs of Depressive Patients in Germany: Results from the Primary Care Monitoring for Depressive Patients Trial. Depress Res Treat 2014;6:730–891. https://doi.org/10.1155/2014/730891.

[120] Alexi NA, Kathleen A. Moore. Seeking help for mental illness: A qualitative study among Greek-Australians and Anglo-Australians. Hell J Psychol 2016;13:1–12. https://doi.org/10.13140/RG.2.2.16012.87687.

[121] Kumar H. Prevalence of Depression in Patients of Parkinson's Disease Presenting to a Tertiary Care Hospital at Karachi. J Neurol Stroke 2016;4. https://doi.org/10.15406/jnsk.2016.04.00138.

[122] Leentjens AFG, Dujardin K, Marsh L, Martinez-

Martin P, Richard IH, Starkstein SE, et al. Anxiety rating scales in Parkinson's disease: Critique and recommendations. Mov Disord 2008;23:2015–25. https://doi.org/10.1002/mds.22233.

[123] Maier W, Buller R, Philipp M, Heuser I. The Hamilton Anxiety Scale: reliability, validity and sensitivity to change in anxiety and depressive disorders. J Affect Disord 1988;14:61–8. https://doi.org/10.1016/0165-0327(88)90072-9.

[124] Sheehan D V., Lecrubier Y, Sheehan KH, Amorim P, Janavs J, Weiller E, et al. The Mini-International Neuropsychiatric Interview (M.I.N.I.): The development and validation of a structured diagnostic psychiatric interview for DSM-IV and ICD-10. J Clin Psychiatry 1998;59:22–33.

[125] Odriozola-González P, Planchuelo-Gómez Á, Irurtia-Muñiz MJ, Luis-García R de. Psychological symptoms of the outbreak of the COVID-19 crisis and confinement in the population of Spain. Pre-Print 2020. https://doi.org/10.31234/OSF.IO/MQ4FG.

[126] Henry JD, Crawford JR. The short-form version of the Depression anxiety stress scales (DASS-21): Construct validity and normative data in a large non-clinical sample. Br J Clin Psychol 2005;44:227–

39. https://doi.org/10.1348/014466505X29657.

[127] Horowitz M, Wilner N, Alvarez W. Impact of Event Scale: A measure of subjective stress. Psychosom Med 1979;41:209–18.

[128] Luna K. Speaking of Psychology: Coronavirus Anxiety. APAOrg 2020. https://www.apa.org/research/action/speaking-of-psychology/coronavirus-anxiety (accessed 29 February 2020).

[129] Zhang Z-X, Roman GC, Hong Z, Wu C-B, Qu Q-M, Huang J-B, et al. Parkinson's disease in China: prevalence in Beijing, Xian, and Shanghai. Lancet 2005;365:595–7. https://doi.org/10.1016/s0140-6736(05)17909-4.

[130] Chaudhuri KR, Healy DG, Schapira AHV. Non-motor symptoms of Parkinson's disease: Diagnosis and management. Lancet Neurol 2006;5:235–45. https://doi.org/10.1016/S1474-4422(06)70373-8.

[131] Chaudhuri KR, Odin P, Antonini A, Martinez-Martin P. Parkinson's disease: The non-motor issues. Park Relat Disord 2011;17:717–23. https://doi.org/10.1016/j.parkreldis.2011.02.018.

[132] Zhu J, Lu L, Pan Y, Shen B, Xu S, Hou Y, et al. Depression and associated factors in nondemented Chinese patients with Parkinson's disease. Clin

Neurol Neurosurg 2017;163:142–8.
https://doi.org/10.1016/j.clineuro.2017.10.031.

[133] Aarsland D, Marsh L, Schrag A. Neuropsychiatric symptoms in Parkinson's disease. Mov Disord 2009;24:2175–86. https://doi.org/10.1002/mds.22589.

[134] Hely MA, Morris JGL, Reid WGJ, Trafficante R. Sydney Multicenter Study of Parkinson's disease: Non-L-dopa-responsive problems dominate at 15 years. Mov Disord 2005;20:190–9. https://doi.org/10.1002/mds.20324.

[135] Aarsland D, Zaccai J, Brayne C. A systematic review of prevalence studies of dementia in Parkinson's disease. Mov Disord 2005;20:1255–63. https://doi.org/10.1002/mds.20527.

[136] Williams-Gray CH, Evans JR, Goris A, Foltynie T, Ban M, Robbins TW, et al. The distinct cognitive syndromes of Parkinson's disease: 5 year follow-up of the CamPaIGN cohort. Brain 2009;132:2958–69.

[137] Troster AI. Clinical neuropsychology and cognitive neurology of Parkinson's disease and other movement disorders. Oxford University Press; 2014.

[138] Fernández de Bobadilla Martínez R, Kulisevsky J, Escartín Siquier AE, Universitat Autònoma de Barcelona. Departament de Medicina. Desarrollo y validación de nuevas herramientas para la

valoración cognitiva y funcional del deterioro cognitivo leve en la enfermedad de parkinson. Universitat Autònoma de Barcelona; 2017.

[139] Broeders M, De Bie RMA, Velseboer DC, Speelman JD, Muslimovic D, Schmand B. Evolution of mild cognitive impairment in Parkinson disease. Neurology 2013;81:346–52.

[140] Weintraub D, Moberg PJ, Culbertson WC, Duda JE, Stern MB. Evidence for impaired encoding and retrieval memory profiles in Parkinson disease. Cogn Behav Neurol 2004;17:195–200.

[141] Dubois B, Pillon B. Cognitive deficits in Parkinson's disease. J Neurol 1996;244:2–8.

[142] Lewis SJG, Cools R, Robbins TW, Dove A, Barker RA, Owen AM. Using executive heterogeneity to explore the nature of working memory deficits in Parkinson's disease. Neuropsychologia 2003;41:645–54. https://doi.org/10.1016/S0028-3932(02)00257-9.

[143] Kehagia AA, Barker RA, Robbins TW. Neuropsychological and clinical heterogeneity of cognitive impairment and dementia in patients with Parkinson's disease. Lancet Neurol 2010;9:1200–13. https://doi.org/10.1016/S1474-4422(10)70212-X.

[144] Williams-Gray CH, Foltynie T, Brayne CEG, Robbins TW, Barker RA. Evolution of cognitive

dysfunction in an incident Parkinson's disease cohort. Brain 2007;130:1787–98.

[145] Reijnders JSAM, Ehrt U, Weber WEJ, Aarsland D, Leentjens AFG. A systematic review of prevalence studies of depression in Parkinson's disease. Mov Disord 2008;23:183–9. https://doi.org/10.1002/mds.21803.

[146] Tibar H, El Bayad K, Bouhouche A, Haddou EHA Ben, Benomar A, Yahyaoui M, et al. Non-motor symptoms of Parkinson's Disease and their impact on quality of life in a cohort of Moroccan patients. Front Neurol 2018;9. https://doi.org/10.3389/fneur.2018.00170.

[147] Cummings JL. Depression and Parkinson's disease: a review. Am J Psychiatry 1992.

[148] Celesia GG, Wanamaker WM. Psychiatric disturbances in Parkinson's disease. Dis Nerv Syst 1972.

[149] Ehmann TS, Beninger RJ, Gawel MJ, Riopelle RJ. Depressive Symptoms in Parkinson's Disease: A Comparison With Disabled Control Subjects. J Geriatr Psychiatry Neurol 1990;3:3–9. https://doi.org/10.1177/089198879000300102.

[150] Richard IH, Kurlan R. A survey of antidepressant drug use in Parkinson's disease. Neurology

1997;49:1168–70.
https://doi.org/10.1212/WNL.49.4.1168.

[151] Hinnell C, Hurt CS, Landau S, Brown RG, Samuel M, Burn DJ, et al. Nonmotor versus motor symptoms: How much do they matter to health status in Parkinson's disease? Mov Disord 2012;27:236–41. https://doi.org/10.1002/mds.23961.

[152] Mayberg HS, Solomon DH. Depression in Parkinson's disease: a biochemical and organic viewpoint. Adv Neurol 1995;65:49–60.

[153] Paulus W, Jellinger K. The neuropathologic basis of different clinical subgroups of parkinson's disease. J Neuropathol Exp Neurol 1991;50:743–55. https://doi.org/10.1097/00005072-199111000-00006.

[154] Brown AS, Gershon S. Dopamine and depression. J Neural Transm 1993;91:75–109. https://doi.org/10.1007/BF01245227.

[155] Almeida L, Ahmed B, Walz R, De Jesus S, Patterson A, Martinez-Ramirez D, et al. Depressive Symptoms are Frequent in Atypical Parkinsonian Disorders. Mov Disord Clin Pract 2017;4:191–7. https://doi.org/10.1002/mdc3.12382.

[156] Aarsland D, Larsen JP, Lim NG, Janvin C, Karlsen K, Tandberg E, et al. Range of neuropsychiatric disturbances in patients with Parkinson's disease. J

Neurol Neurosurg Psychiatry 1999;67:492–6.
https://doi.org/10.1136/jnnp.67.4.492.

[157] Thanvi BR, Munshi SK, Vijaykumar N, Lo TCN.
Neuropsychiatric non-motor aspects of Parkinson's
disease. Postgrad Med J 2003;79:561–5.
https://doi.org/10.1136/pmj.79.936.561.

[158] Dissanayaka NNW, Sellbach A, Silburn PA,
O'Sullivan JD, Marsh R, Mellick GD. Factors
associated with depression in Parkinson's disease. J
Affect Disord 2011;132:82–8.
https://doi.org/10.1016/j.jad.2011.01.021.

[159] Starkstein SE, Mayberg HS, Leiguarda R, Preziosi
TJ, Robinson RG. A prospective longitudinal study
of depression, cognitive decline, and physical
impairments in patients with Parkinson's disease. J
Neurol Neurosurg Psychiatry 1992;55:377–82.
https://doi.org/10.1136/jnnp.55.5.377.

[160] Hughes TA, Ross HF, Mindham RHS, Spokes EGS.
Mortality in Parkinson's disease and its association
with dementia and depression. Acta Neurol Scand
2004;110:118–23. https://doi.org/10.1111/j.1600-
0404.2004.00292.x.

[161] Dobkin RDF, Allen LA, Menza M. Cognitive-
behavioral therapy for depression in Parkinson's
disease: A pilot study. Mov Disord 2007;22:946–52.

https://doi.org/10.1002/mds.21455.

[162] Phuong L, Garg S, Duda JE, Stern MB, Weintraub D. Involuntary emotional expression disorder (IEED) in Parkinson's disease. Park Relat Disord 2009;15:511–5. https://doi.org/10.1016/j.parkreldis.2009.01.001.

[163] Pontone GM, Koch G. An association between bipolar disorder and Parkinson disease: When mood makes you move. Neurology 2019;92:1125–6. https://doi.org/10.1212/WNL.0000000000007641.

[164] Hollander E, Cohen L, Richards M, Mullen L, DeCaria O, Stern Y. A pilot study of the neuropsychology of obsessive compulsive disorder and Parkinson's disease: basal ganglia disorders. J Neuropsychiatry Clin Neurosci 1993;5:104–7. https://doi.org/10.1176/jnp.5.1.104.

[165] Hoehn MM, Crowley TJ, Rutledge CO. Dopamine correlates of neurological and psychological status in untreated Parkinsonism1. J Neurol Neurosurg Psychiatry 1976;39:941–51. https://doi.org/10.1136/jnnp.39.10.941.

[166] Stacy M. Impulse control disorders in Parkinson's disease. F1000 Med Rep 2009;1. https://doi.org/10.3410/M1-29.

[167] Rinn WE. The neuropsychology of facial expression:

A review of the neurological and psychological mechanisms for producing facial expressions. Psychol Bull 1984;95:52–77. https://doi.org/10.1037/0033-2909.95.1.52.

[168] Jacobs DH, Shuren J, Bowers D, Heilman KM. Emotional facial imagery, perception, and expression in parkinson's disease. Neurology 1995;45:1696–702. https://doi.org/10.1212/WNL.45.9.1696.

[169] Pell MD. On the receptive prosodic less in Parkinson's disease. Cortex 1996;32:693–704. https://doi.org/10.1016/S0010-9452(96)80039-6.

[170] Lloyd AJ. Comprehension of prosody in Parkinson's disease. Cortex 1999;35:389–402. https://doi.org/10.1016/s0010-9452(08)70807-4.

[171] Pell MD, Leonard CL. Processing emotional tone from speech in Parkinson's disease: A role for the basal ganglia. Cogn Affect Behav Neurosci 2003;3:275–88. https://doi.org/10.3758/CABN.3.4.275.

[172] Schröder C, Möbes J, Schütze M, Szymanowski F, Nager W, Bangert M, et al. Perception of emotional speech in Parkinson's Disease. Mov Disord 2006;21:1774–8. https://doi.org/10.1002/mds.21038.

[173] Ramig LO, Fox C, Sapir S. Parkinson's disease:

Speech and voice disorders and their treatment with the Lee Silverman Voice Treatment. Semin Speech Lang 2004;25:169–80. https://doi.org/10.1055/s-2004-825653.

[174] Vélez Feijó A, Rieder CRM, Chaves MLF. Did depressive symptoms affect recognition of emotional prosody in Parkinson's disease? Neuropsychiatr Dis Treat 2008;4:669–74. https://doi.org/10.2147/ndt.s1146.

[175] Fénelon G MFHRZMB. Hallucinations in Parkinson's disease. prevalence, phenomenology and risk factors. Am J Ophthalmol 2000;130:261–2. https://doi.org/10.1016/s0002-9394(00)00680-2.

[176] Diederich NJ, Goetz CG, Stebbins GT. Repeated visual hallucinations in Parkinson's disease as disturbed external/internal perceptions: Focused review and a new integrative model. Mov Disord 2005;20:130–40. https://doi.org/10.1002/mds.20308.

[177] Celesia GG, Barr AN. Psychosis and Other Psychiatric Manifestations of Levodopa Therapy. Arch Neurol 1970;23:193–200. https://doi.org/10.1001/archneur.1970.00480270003001.

[178] Kulick C V., Montgomery KM, Nirenberg MJ. Comprehensive identification of delusions and

olfactory, tactile, gustatory, and minor hallucinations in Parkinson's disease psychosis. Park Relat Disord 2018;54:40–5. https://doi.org/10.1016/j.parkreldis.2018.04.008.